脱！がんサイクルのすすめ

がんですが、元気です

安部隆雄【著】

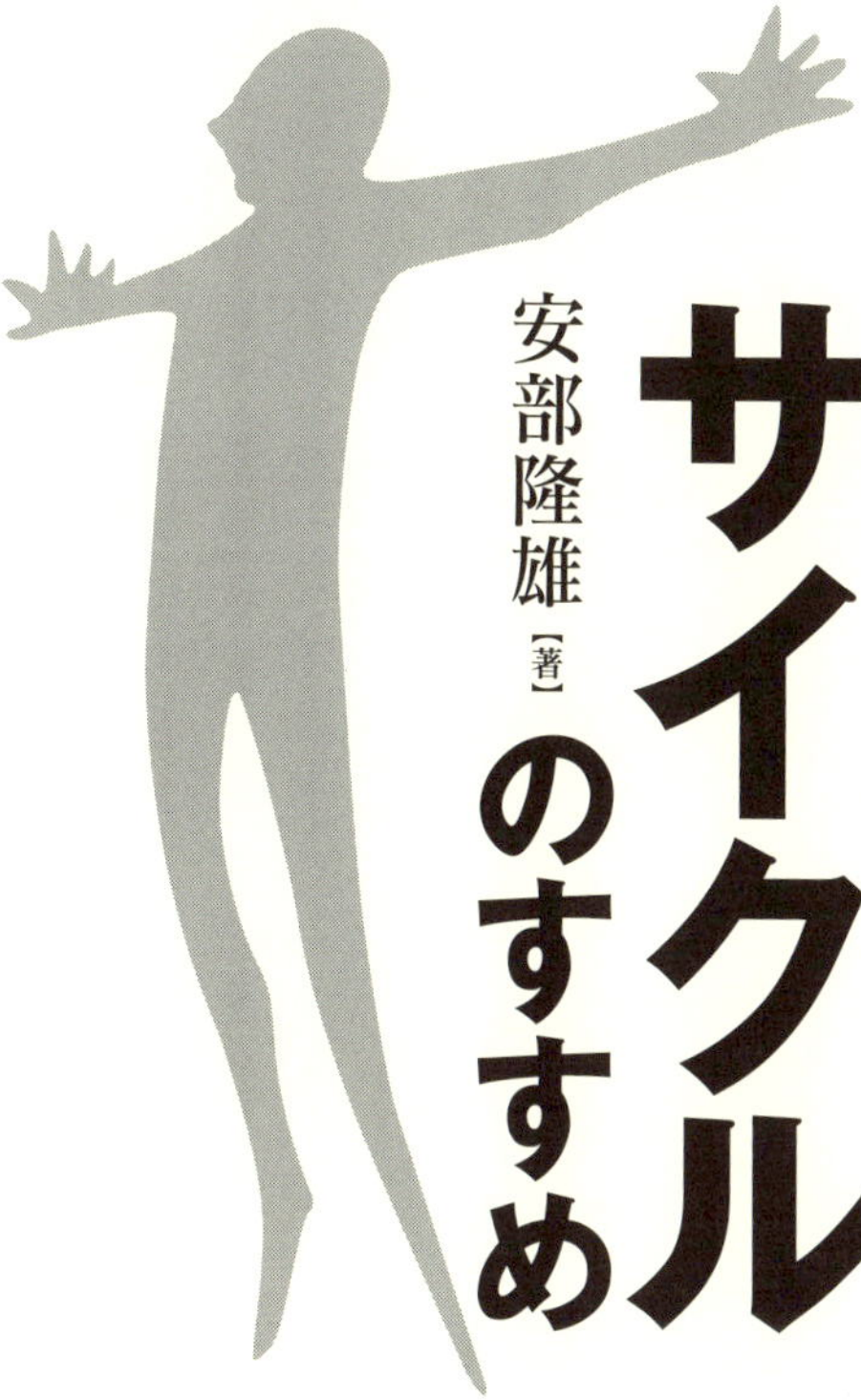

花伝社

「脱！がんサイクル」のすすめ――がんですが、元気です◆目次

プロローグ

定期健康診断にて

「安部さん、歯に小さな穴が見つかりました」

「え！　ということは、虫歯ということですか……（絶句）」

「そうは言っても、早期の虫歯です。大丈夫ですよ。早く発見できて良かったですね」

「先生、どうすればよいのでしょうか」

「抜くしかありませんね。急いで手術をしましょう」

「先生、本当に大丈夫でしょうか」

「手術してみないとわかりませんが、虫歯が転移している可能性もあります。その場合は、周りの疑わしい歯を一緒に抜くこともありますので、ご了承ください。歯がなくなれば虫歯になりませんからね」

「はい。すべて先生にお任せします。どうか助けてください」

手術後

「安部さん、手術は成功しました。良かったですね。虫歯とその両側、それから上の歯を三本、合計六本抜きました。結構大変な手術でしたよ」

「先生、ありがとうございました。名医といわれる先生にお任せして、本当に良かったです」

「ただしですね、安部さん。虫歯が転移している可能性は、完全になくなったわけではありません。だからこれからも、抗虫歯剤と放射線を使って治療を続けていきましょう。口内炎になったり、唾液が出なくなったりなど、多少の副作用があるかもしれませんが、虫歯と闘うためです。頑張りましょうね」

「はい、わかりました。これから虫歯に負けないよう闘っていきます。今後ともよろしくお願いします」


この話を読み、あなたはなんだか「おかしい」と感じませんでしたか。

もちろん、これは作り話です。現実には、定期健康診断で虫歯の検査はありませんし、抗虫歯剤や虫歯の治療で放射線をかけるなんてこともありません。どの世界を探しても、こんな治療を行う歯科医は見つからないでしょう（もしいたら、とてもコワい！）。

しかし、たとえ仮の話だとしても、あなたはこの話を読んで、なんとなく違和感を覚えませんでしたか。

では、あなたにおたずねします。

この話の中の、「どこ」が「どんなふうに」おかしいのでしょう。

どうですか？　この質問にすらすらとお答えいただけましたか。

おそらく、この本を一冊読み終わる頃には、あなたはこの質問について、理論立てて説明することができるようになっていると思います。これは取り立てて難しい問題ではありませんし、裏をつくような、ひねったパズルでもありません。至極当たり前の事実から、筋道を立てていけば、必ず答に辿り着きます。

この本のおしまいに、この質問に対する私の解説を加えていますが、それをご覧になる前に、まずは、ご自身で答を見つける努力をしてみてください。

そのように、この話のおかしなところを自分の力で正そうとすることは、今後、あなたが健康や医療を考えていく上で、とても価値のある指針となってくれるはずです。

第1章

私も「ガン」のひとりです

1　私と「ガン」の出会い

まさか、自分が「ガン」なんて

「先生、ガンですか」

地方の総合病院の診察室で、私は担当の先生に向かって、単刀直入に切り出しました。とはいえ、恐怖に怯えているもう一人の自分がおり、「ガンではありませんよ」と言ってくれることに淡い期待を持っていました。

すると、担当の先生は隣の診察室の先生を呼び、小声で相談が始まったのです。

二人は「本当に告知してもいいのか？」というように、微妙な表情で互いに顔を見合わせています。その瞬間、ああ、私はガンなのだと察知しました。

そして、担当医はこちらに向き直った後、ゆっくりした口調で告げたのです。

「間違いありません。精巣ガンです。即刻、入院してください」

一九九〇年（平成二年）のことでした。体調が悪いことには以前から気がついてはいましたが、当時は仕事が多忙を極めるあまり、それに構っていられなかったというのが実情です。

一九八〇年（昭和五五年）に、現ＳＧＳ（商工技能振興会）の前身を設立。国家資格である管理栄養士、調理師などの養成講座を西日本地区で展開しており、私はそれらの運営をすべて行っていました。

受講生募集のためのパンフレットづくりから電話の対応と、講座の開講前は息つく暇など全くありません。さらに開講した後は、管理栄養士講座（生化学、解剖生理学、臨床栄養学など）一四科目と、調理師（食品学、調理理論など）七科目の全科目を一人で一貫指導するユニークな講師として人気が高まり、毎日あちこちの教室を駆け回る多忙な生活でした。加えて、独自のテキスト、関係教材の執筆から製本までも行っていたのですから、体に不調が現れても当然です。

会社を立ち上げてから約一〇年経ったころ、体に異変を感じるようになりました。なんだか、喉の調子がおかしいのです。声がうまく出ず、詰まったような感じが取れません。特に朝は妙な咳が続いています。

「聴きやすく、分かりやすいと評判をいただいている講習なのに、この声が出なくなったらどうすればいいのか」

不安に思いながらも、そのうちきっと治るだろうと楽観的に構えていました。しかし、相変わらず妙な咳が続いています。タバコを止めて五年経っていましたが、以前の私は大のヘビースモーカーで、毎日二～三箱のタバコを一五年間、一日も欠かすことなく吸い続けていました。

講習でも休憩中にロビーでタバコを吸っていたため、試験に合格された受講生の方からお礼だといって、山ほどのタバコが届いたこともありました。

私が家にいるといつもタバコの煙が充満していたので、いつしか子どもが喘息らしき咳を始めたのです。心から子どもに申し訳ないと思い、三五歳の誕生日を機に黙ってタバコを止めました。

過去、何度か禁煙宣言をしたことはあります。お酒好きな人もそうでしょうが、他人に止めると言っている段階では、本気で止める気はないのだということを、自分が一番わかっていると思います。以前の私もそうでした。しかし、子どもの健康を害するわけにはいかないと、今度こそきっぱり、タバコと縁を切りました。

一日六時間の講習で喉を酷使しており、さらにタバコで追い討ちをかけていたので、喉が悲鳴をあげていたのでしょう。禁煙し、五年も経った今頃になって、喉の調子が悪くなるのは当然の結果だったのです。

不安をかかえながら激務の毎日

体の不調は喉だけにとどまりませんでした。同じ時期、左の睾丸が次第に膨らみ始めたのです。幸いにも、痛みは全く感じません。日に日に大きくなっていくのを見ても、初めは単に炎症を起こしているのだろう、としか思いませんでした。

けれども、いっこうに元どおりになる気配がありません。それどころか、次第に大きくなっていく一方です。喉の違和感や妙な咳も相変わらず続いていましたし、もしかして何か良くない病気なのかもしれないと、得体の知れない不安に駆られることもありましたが、それでも病院へ行く勇気はありませんでしたし、そんな時間も取れないほど多忙な生活だったのです。

実際は不安の裏返しで、あえて病院を避けていたのだと思います。ただ、講習時にはいつも長めのダブルスーツを着ていましたので、周囲の人に睾丸が腫れているのを気づかれることはありませんでした。

相変わらず、通常どおりの激務をひたすらこなす毎日です。睡眠時間は約三、四時間。土日もなく、運営から雑務まですべての業務を行っていましたから、二四時間、いつでも仕事に没頭していました。

起業し、事業を継続していくことは、人に言えない苦労の連続です。夢はあっても明日への不安は永久に続くのです。今にして思えば、その頃が心身ともに疲れのピークだったといえるかもしれません。

そんな時に、ドクターストップなどかかってしまったら、仕事を継続することができなくなります。結局、病院へ行こうとはしませんでした。

今でこそ、インターネットなどを駆使すれば、医学の知識がなくても症状から病名を予測したり、治療法を調べたりすることは可能です。しかし、当時はまだパソコンさえ普及していなかった時代。栄養学のテキストを作るにも、旧型のワープロでカタカタと打っていた時代です。病気について自分で調べるためには、近隣の図書館で医学書を引っ張りだすほかありません。

体調不良を感じてから、早、数年が経っていたでしょうか。あるとき、ふと思い立ち、図書館へ足を運びました。分厚い医学書の中から見つけたのは「精巣ガン」と「咽頭ガン」の文字。そこに書かれている症状と自覚症状が、ぴたりと一致しています。まさかと思っていたことが突然、現実味を帯び、さすがにショックを受けました。

当時、管理栄養士の国家試験は五月に行われていたのですが、それを終えてなんとか仕事も一段落した頃、ついに意を決して病院へ出かけました。始めはうずらの卵大だった左睾丸の腫れも、そのときには人間の握りこぶし大にまで達していました。診療室のドアを開け、担当医の指示でベッドに横たわる私と、はち切れそうなほど膨れあがった患部を見て、ハッと息をのむ担当医。そして、一連の診察が終わった後、私は担当医に訊いたのです。「先生、ガンですか」と。

「今すぐ、手術を受けてください」

専門書を見たとき、「自分はガンかもしれない」と感じましたが、いざ、担当医に断言されると、もう、観念せざるをえません。

今でこそ、精巣ガンは高い確率で根治が期待できるとされていますが、当時の専門書には、その進行の早さから、非常に悪質なガンと記されていました。しかも、ガンの大きさに目を見張った医師は、「すぐに切らないと」と言っています。

私は考えました。「精巣は独立した臓器であり、片方を摘出されても仕方がない。けれども、喉の不具合だけは絶対に知られないようにしよう」と、固く心に決めました。「手術によってもし声が出なくなったら、二度と壇上に立つことができなくなってしまう」。

幸い、喉と睾丸は体の上と下に分かれており、担当医が喉の異常に気づくはずはありません。入院中にいろいろ検査はされるでしょうが、今後も喉の状態についてはできる限り隠し通すことを決意しました。

もちろん、ガンへの不安が全くなかったわけではありませんし、このまま放置して死に至るかもしれないという恐怖もありました。しかし、それよりも講習ができなくなったら、という思いのほうが強かったのです。

とりあえず、精巣ガンについては手術を受けることを承諾しました。担当医は、「即入院、即手術です」と言いましたが、どのくらいで退院できるのかと質問すると、苦笑しながら「一ヵ月以上です」と答えてくれました。命にかかわる問題なのに、仕事どころではないと呆れてしまったのでしょう。「そんなに長くかかるのか」と思いましたが、手術をすると決めた以上、仕方ありません。すっかり観念しました。

しかし、「即入院」と言われても、仕事の残務処理もあります。当然、家族にも事情を説明しないといけません。

「いや、先生。今すぐは困ります。一週間後でもいいですか」

担当医は、またもや苦笑しながら了承してくれました。

家内に入院の準備をしてもらい、同時に、事業の方もなんとか片付けを済ませた頃には、「まな板の上の鯉」というような気分です。もうジタバタしないから好きなようにやってくれ、という感じでした。

同時に、起業して初めての長期休暇だから、本でも読んでのんびりしてやろうという開き直った気持ちもありました。意外なほど悲壮感はありませんでした。

とうとう手術台へ向かう日がやって来ました。朝一番に入院手続きをし、病室に入るとすぐに手術の準備です。手術着に着替えたあと、上腕に打たれた筋肉注射が悲鳴を上げるほど痛かったこと！　ストレッチャーに乗せられ、心配そうな家族に見送られながら、オペ室へ向かいました。

自動ドアが開き、担当の看護師さんに受け継がれ、スタッフの待つ明るいオペ室に入ります。手術台に移され、腰椎に太い麻酔注射を打たれたと思うと意識はすっとなくなりました。

目を開けると薄暗い部屋で、涙目で私を見つめる家内がいました。

「終わったよ」

「そうか」

短い言葉でしたが、互いの気持ちが通じ合えると、再び眠りにつきました。

抗ガン剤と放射線治療は、断固拒否

手術を終えると、今度は術後治療が始まります。

現在、日本では、ガンの手術後には抗ガン剤と放射線治療を行うのが一般的です。これらは外科手術と合わせ、ガン治療の三大療法と呼ばれており、すでに確立・標準化されています。当然、主治医は私に治療方針を伝える際、抗ガン剤と放射線の使用を説明しました。

しかし、私は断固としてこれを拒否したのです。なぜなら、私の父も一九八一年（昭和五六年）に膵臓ガンを患っており、過酷な闘病生活の末、亡くなっていたからです。

明朗闊達で、誰からも愛されていた自慢の父。特殊印刷業を営み、母親と二人で、毎日早朝から深夜まで仕事一筋の生活を送っていました。手作業によるシルク印刷に精を出し、文字どおり、年中休みのない生活で、インクやシンナーなど薬品のにおいの中で暮らしていました。

職人気質というか、心労も絶えなかったと思います。毎日無理の連続で、ガンになる見本のような生活でした。

私たち家族には、父の病気について主治医から説明がありましたが、本人には病名を伏せていました。抗ガン剤の副作用により、どんどんやせ衰え、気力を失っていく父の様子を前にして、家族の看護疲労や不安も募ります。

当時、私は仕事の関係で九州に住んでおり、父は地元広島の病院に入院していたのですが、母の体があまり強くなかったこともあり、弟が仕事を辞めて看病に当たっていました。しかし、熱心な看護の甲斐もなく、病状は悪化の一途を辿っていました。

あるとき、美容院を経営していた従姉が、お客さんから聞いたのでしょう、ガンには丸山ワクチンが良いとの情報を話してくれました。

ご存知の方も多いと思いますが、丸山ワクチンは一九四四年（昭和一九年）、元日本医科大学学長である故丸山千里博士によって開発されたものです。未だに厚生労働省は認可していませんが、薬でありながら副作用がほとんどなく、そのうえ効果が高い。治験例も十分あり、多くの患者さんが使用しています。

当時、日に日に衰弱していく父を見て、藁にもすがる思いの私たち家族にとって、丸山ワクチンは一筋の光明が差し込む思いがしたものです。すぐさま主治医に使用を申し出ました。

しかし、主治医は邪険な態度でこう言ったのです。

「あんな、水みたいなものを」

驚きはしましたが、平身低頭お願いしたところ、主治医はやっと申請書を書いてくれました。当時は日本医科大学へ直接行かなければワクチンが手に入らなかったので、家内が書類をもって上京しました。

今にして思えば、主治医の心情がよくわかります。患者のためを思い、一生懸命治療しているのに、医学のことを何も知らない家族が、厚生労働省の認可していないものを使ってくれと願い出る。自分の治療方針を完全に否定されたことに対する無念というか、プライドを傷つけられたと思ったのでしょう。

さらに丸山ワクチンは、主治医の臨床成績経過書を日本医科大学へ提出しなければなりません。何でこんなもの、と思って当たり前かもしれませんね。

丸山ワクチンを使うことに了承してくれたものの、当然のことながら、主治医は抗がん剤を止めてはくれません。丸山ワクチンを単独で注射してもらえると思った私たち家族のほうが甘かったのです。

一度、この注射はどうかと父親に聞いたことがあります。「気持ちがいい」と笑顔で答えてくれました。

しかし、抗ガン剤の副作用により困憊した体はもはや回復することができず、結局、一クール分を使い切ることなく、父は家族に見守られながら息を引き取りました。入院するときは自分の足で病院へ出かけた父が、その半年後、お棺に横たわって帰宅することになるとは、我々家族にとって非常に辛く、厳しい現実でした。そこには、無念そうに「何で自分が……」と一筋の涙を流した父に、何もできなかった無力の自分がいました。

専門医さえ拒否する放射線治療

栄養学を専門とし、自らのガン体験を踏まえて研鑽を続けてきた私は、今ならもちろん自信を持って抗ガン剤と放射線治療の使用を拒否することができます。一部のガンをのぞき、抗ガン剤と放射線治療の治療効果が認められないことは、きちんと医学的に証明されていることですし、事実、欧米では対症療法である化学療法から、原因療法である代替療法へ、ガンの治療方針が移行しつつあるのです。

ガン摘出手術を終えた当時の私は、まだ、化学療法に関する深い知識を持っていませんでしたが、それでも父が抗ガン剤による副作用に苦しむ様子を間近で見ており、抗ガン剤や放射線治療が効かないということを感じていたため、一切、そのような治療を受けることを拒否しました。

確かに、私のようなセミノーマ（精上皮腫）には抗ガン剤や放射線治療がよく効くと、現在の専門書には書いてあります。しかし、化学療法ではガンを完治することができず、それどころか、患者の体力を奪ってしまい、患者に痛みと苦しみを与えるだけだということを、いやというほど実感しています。明確に言葉にすることはできなくても、漠然と「抗ガン剤と放射線では、ガンは治らない」ということを知っていました。

今でこそ、インフォームド・コンセントが行われており、主治医と患者の間で、正しい情報に基づいた意思合意が図られるようになりましたが、当時はまだ、そんな専門用語も一般的ではありませんでした。

　そんな時代に頑なに抗ガン剤治療を拒否する私の姿は、主治医にとってもかなり衝撃だったのでしょう。「抗ガン剤は受けません」と宣言する私の顔を、主治医は「本当に受けなくて大丈夫なのか」という不安そうな目で覗き込んでいます。それでも、私の決心は変わりませんでしたので、「それなら、せめて放射線治療を受けてください」と、懇願されてしまいました。

　しかし、抗ガン剤と同じく、私は放射線による治療も受けるつもりはありませんでした。なぜなら、私の父母はともに第二次世界大戦で、広島に投下された原子爆弾を体験しており、私は被爆二世として、放射線の恐ろしさを十分理解していたからです。もちろん、放射線治療がもたらす副作用の怖さと治療効果に対する疑いも持っていました。

「では、先生が私の立場だったら、放射線治療を受けられますか」

　主治医にそう訊いてみたところ、先生は少し目を泳がすようにして、

「いや、私は放射線の専門家ではありませんので……」

　と、逃げられてしまいました。

「それなら、放射線科の専門医と話をしてから、治療を受けるかどうか決めたいのですが」

　きっぱりそう言うと、しばらく困ったような顔をしたものの、渋々、了承してくれました。

　放射線科の担当医は、国立大学の付属病院から派遣されるというので、翌日、その先生と面

談しました。とても若い男性医師です。早速、昨日と同じ質問を投げかけてみたところ、その先生は、

「うーん……」

と、じっと考え込んでしまったのです。内心、「やはりそうだろう」と思いました。

放射線が体に与える効果と害について熟知している専門医は、たとえ自分がガンに侵されたとしても、放射線の治療を絶対に受けないと思います。私は、自分の考えが間違っていなかったことを知りました。

すると、その先生は、自分の曖昧な返答がますます私を放射線治療から遠ざけてしまったと察したのでしょう。

「困ります、安部さん。お願いですから受けてください」

と、オロオロした目で頼んできました。

「いや、お願いされてもなあ」と思ったのですが、医師らしくなく、ばか正直な専門医に心を動かされたためか、このときつい、「少しぐらいだったら、体験がてら受けてみるのもいいか」と、妙な遊び心が働いてしまったのです。結局、最小単位を約束して、放射線治療を受けることになりました。

最小単位の放射線治療

放射線による治療は、長い廊下を何度も折れ曲がったところにある、おそらく、病棟の端と思われる放射線治療室で行われます。点滴をしながら車椅子に乗せられ、美人の看護師さんと会話しながら治療室へ向かうのはとても楽しいひとときでしたが、廊下の先にある分厚いドアを開け、冷え冷えとしたコンクリートの部屋に入ると、無性に空恐ろしさを感じました。だだっ広い部屋の中央に台があり、それを見下ろすように大きな円盤が設置され、中央の四角い窓からベッドへ向けて光が放たれるというような感じだったと思います。

二〇年前のことであり、現在とは詳細が異なるかもしれませんが、当時、放射線治療の際には、まず、腹部に定規をあてがわれ、放射線を当てる部分にマジックで×印をつけられました。精巣ガンは、腹膜リンパ節に転移することが多いといわれるため、場違いに見えるお腹に放射線を照射されることになりました。その×印の周りを鉛の板で取り囲み、光線が当てられます。

その瞬間、「しまった！　やはり止めておくべきだった」と後悔しましたが、もう、後の祭りです。放射線の線量を示す単位をグレイといい、私の場合、一回あたり二グレイの放射線を毎日一回、週五回受けることになっていました。照射時間は一回あたり約二分だったと思います。技師の「お疲れさま」という声とともに終了です。全く、熱くも痛くもありません。「え、もう終わり？」と、不謹慎ながらちょっと拍子抜けといった感じがしました。

しかし、本当に恐ろしいのはここからでした。治療が始まり、三日経った頃から、次第に食欲がなくなってしまったのです。食事が喉を通らなくなるどころか、一週間も過ぎた頃には、入院患者の食事を運ぶ配膳車が廊下の端でゴトンと物音を立てるのが聞こえただけで、うっと吐き気を催しました。

栄養素は点滴を注入することで補給していましたが、吐き気がおさまらず、固形物を受け付けることができません。食欲が全くなくなりました。残食ばかりなので、病院の管理栄養士が私の病室へやって来て、

「食事はどうですか」

と、たずねてくれたのです。

「食欲がないし、食べてもおいしく感じられません」

そう答えると、彼女はわざわざ一口サイズのおにぎりを作って持って来てくれました。感謝しつつ、無理やり口に押し込んでいたのを思い出します。

自分が栄養学を教えているということを、あえて病院側には伝える必要はありませんでしたので、入院中は素直な一人の患者でした。そうして、ようやく既定の放射線治療が終わったのです。

その後、退院してから現在に至るまで、一切の化学療法を行っていません。喉においては、検査すらしていません。それでも、通常の生活を問題なく送っています。

2　「ガン」とともに生きる

研究と模索の日々

管理栄養士養成講座の講師として、受講生を国家試験合格に導く立場にありながら、自分がガンに罹ったという事実は、ある意味、とても恥ずかしいものです。なぜなら、講習ではガンについて教えており、「ガン」という病気に関し、ある程度の知識を持っていると自負していたからです。

しかし、いざ自分がガンを患ってみると、私はガンというものの実態を全くつかんでいなかったことに愕然としました。ガンの仕組みや症状についての知識は持っていても、「人間は、どうしてガンになるのだろう」という根本的なことを知らなかったのです。

手術が終わり麻酔から覚め、涙目の家内と目が合ったとき、私は自分が「生きている」のではなく「生かされたのだ」と感じました。そして、残された命（といっては、少々大げさですが）を使って、ガンはどうして発生するのかという、ガンをはじめとする病気の「原点」について深く見極め、病気にならない方法を人に伝えていくことが、栄養学を語り、少なからず人間の「健康」に携わっている私の使命なのだと感じました。

病気で苦しむのは、決して本人だけの問題ではありません。誰にも、泣き悲しんでくれる人がいることを忘れてはなりません。

退院し、以前の仕事を再開すると、受講生の数は以前にまして増え、多忙な生活も戻ってきました。睡眠時間は相変わらず少なく、今、振り返ってみれば、「よくガンが再発しなかったものだ」と感心します。

確かに、入院を境にして仕事に対する考え方が変わりました。ひと言でいうなら、「自分のため」から「人のため」に仕事をするようになった、というところでしょうか。明日が見えないときは、思うようにならないことはすべて他人のせいにして、一人カリカリしていることが多かったようです。新たな人生目標ができると、心にゆとりができ、気持ちもずいぶん楽になりました。

また、丸山ワクチンを研究し始めると、ガンは熱に弱いとわかり、「それなら風邪を引いて、発熱すればいいのではないか」とか、「いざとなったら自分も丸山ワクチンを使ってみればいい」とか、常にそんなことを考えていました。そのためか、食べ物や風呂を使って体を温めることを、当然のように行っていたようです。

日々の業務に追われながら、私の模索は続きます。栄養学上の矛盾点も多く、釈然としないことばかりでした。

そんな中、手術から二年くらい経った頃のことです。「なぜ、人はガンになるのか」を紐解く最初のキーワード、「活性酸素」に出会いました。丹羽靭負（耕三）博士の『本音で語る医療と健康』（牧羊社）を読んだときです。「見つけた！」と小躍りしたのが、昨日のように思い出されます。

そして、病気のキーワード「活性酸素」から健康のキーワード「酵素と補酵素」、さらに、アレルギーのキーワード「エイコサノイド」も手に入れました。しかし、何といっても最大のキーワードは「ストレスと免疫」です。新潟大学大学院医歯学総合研究科教授の安保徹先生が書かれた『免疫革命』（講談社インターナショナル）を読んだときは、ワーッと大声をあげたいような衝動が走りました。「探し求めていたのはこれだ」と。

もちろん、ストレスや免疫のことは、講習でもお話しているので、情報はたくさんもっています。ストレスによって活性酸素が発生することや、好中球やマクロファージが異物処理に活性酸素を使うのは当然のように分かっていました。しかし、それが自律神経を通してつながっていようとは。

これで、私が長年抱えてきた命題が、すべてつながりました。

人はなぜ、ガンになるのか。どうしてガンが発生するのか。私が自らのガン体験を発端として、ずっと探してきた答が、手術後、数年の時を経てようやく見つかりました。

なぜ、人はガンになるのか

多くのガンは、ストレスを契機として発生していたのです。

この詳細については、これからゆっくりご説明いたしますが、簡単にお話しておくと、無理が続く生き方をしているとき、体は「ガン」という形をとって、私たちに生活習慣を改めるよう、教えてくれているということです。

たとえていうなら、ある会社の中に、組織のことを真剣に思うあまり、相手が誰であろうとかまわずに、辛辣な意見をズバズバと言う若者がいるとしましょう。上層部に聞く耳がなければ、彼は「小うるさいガン」であるとみなされるかもしれません。場合によっては、上層部は彼を排除し、組織から抹殺しようとするでしょう。すると、「どうして自分のことをわかってくれないんだ」と、彼は自分の仲間をどんどん増やそうとするかもしれません。

人間のガンも、実はこれと同じです。ガン細胞は、「今、ちょっと無理しているよ。悩み過ぎだよ。ストレスが多いよ。抑えて、抑えて」と、自分自身に教えてくれているのです。つまり、私たちがガンの言葉に素直に耳を傾け、生活にもう少しゆとりを取り入れていけば、ガンは自然におとなしくなり、やがて消えていくでしょう。

これは、吹き出物などと一緒です。体に無理がかかったり、食べ過ぎたりすると吹き出物ができる。でも、「あ、ちょっと忙し過ぎたな」「偏った食事を摂っていたな」など、これまでの生活を反省して修正すれば、それらはやがて自然と消えていくでしょう。ガンもこれと同じなのです。

「ガンは無限に細胞分裂を繰り返し、やがて医者もさじを投げ出すほど手がつけられない状態になるから恐ろしい」と、考える人も多いでしょう。確かに、ガンは正常細胞と異なり、際限なく分裂を繰り返し、数を増幅していきます。しかし、その増幅スピードを抑えることは、十分可能です。静かになったガン細胞は、恐れなくてもいいのです。

また、ガン細胞が無限に増え続けることで人間本体が死んでしまったら、ガン細胞自体も死んでしまうことになりますよね。そんな馬鹿げたことを、自分の細胞が、わざわざすると思いますか。ということは、ガンで亡くなるとしたら何かが間違っていると思いませんか。間違っているのは、ガンを恐れ、邪険にするあなた自身かもしれません。これも後で説明いたしますが、しっかりと体を温め、適度にストレスを発散させていれば、そのうちガン細胞が喜んで消滅してしまうことも、もちろんあり得ることです。

二人の同じガン患者

私が入院していたときの話です。私は個室を使用していたのですが、隣の部屋のドアにはいつも、面会謝絶の札がかけられていました。部屋の前には常に消毒薬の入った洗面器が置かれています。私は放射線治療室へ行くため、毎日その部屋の前を通っていたのですが、一度も隣の住人に会うことはありませんでした。

なんとなく気になって看護師さんに訊いてみると、私と同じ病気だということ。まだ会ったことのない「彼」に、なんだか親近感を覚えました。

退院間近のある日、少し体調が回復して一人でトイレまで歩いていったときのことです。用を足していたら、隣に誰かが立つ気配がしました。

「安部さんですか」

突然、隣の人が私に話しかけてきました。見覚えのない顔です。はて、誰だろうと思っていると、

「隣の部屋の者です」

と、彼は言いました。頭髪はすべて抜け落ち、げっそり痩せた彼。自分も同じ精巣ガンで入院しているのだと話してくれました。

「隣にスゴい人が入って来たって、看護師さんに聞いたんです。ひどく病状が重くて、あなたなんか、まだ軽いほうなんだって」

彼の言葉に、私は思わず苦笑しました。

しかし、きれいに丸くなった彼の頭に比べて、当時の私の頭髪はふさふさです。彼の青白い顔に比べ、私のほうが顔色が良く、血色も良好です。どうひいき目に見ても、私より彼の方が重症であることは明らかでした。

「あなたは抗ガン剤を受けていないのですか」

とたずねる彼に、

「ええ、受けていませんが」

そう答えると、彼は、

「まさか、『受けない』という選択肢があったなんて」

と、びっくりしたような表情を浮かべました。

そして、パジャマをめくって見せてくれたその上半身には、至るところに真っ黒いシミがありました。抗ガン剤の副作用です。

その後、私の方が先に退院してしまったので、彼がどうなったのかわかりません。しかし、彼はきっと疑いもなく医師の勧めるままに、抗ガン剤治療を受け入れていたのでしょう。彼の体は、むしろ回復とは逆の方向へ向かっているように見えました。自分より重症と聞いていた私が、抗ガン剤の治療を受けずとも回復している様子を見て、衝撃を受けたに違いありません。

ガンは「治してもらう」のではなく「自分で治す」

人間は、体調を崩すと病院へ行きます。そこでは医師が治療にあたり、薬を処方し、あるいは手術を行います。かつては「不治の病」と恐れられたガンに罹ってしまっては、もう、医師にすがるしかないと信じている人もたくさんいます。主治医が指示すれば、抗ガン剤治療も受け入れるし、放射線治療にもしたがって、固いベッドの上に身を横たえるでしょう。そして、たとえ副作用に苦しんだとしても、主治医が私のためを思ってそう指示するのだから、きっとその副作用ですら回復への道なのだと死ぬ気になって耐えるでしょう。

しかし、結局は自分の命に関わる問題です。どうして、そんなに大切なあなたの命を人任せにできるのでしょうか。あなたが抱えているガンに対して、抗ガン剤や放射線治療はどれほど有効なのか調べてみようと思いませんか。それが体の免疫力を弱め、正常細胞をも傷つけるのだと分かっても、あなたはその治療を受け入れることができますか。

現在、テレビや雑誌や書籍には、ガンをはじめとする様々な健康情報が溢れています。その中には治療をする側による一方通行的な情報が多く、患者さん側からの情報はほとんどありません。

ガンの治療にとって、本当に恐ろしいのは、私たち自身の「無知」だと思います。知らないことが命を縮めることもあるのです。それは、情報をどれだけたくさん仕入れるかではなく、数ある情報の中から、いかに正しい情報を自分で見極めて選択し、実行するという意志の力でもあるのです。

講座の受講生から、時々こんな質問を受けることがあります。

「先生、うちのおじいちゃんがガンになっちゃったんです。お医者さんは切らないとダメって言うんだけど……」

私がおじいさんの年齢をたずねると、彼女は「八〇歳」と答えました。

「八〇歳で手術をしたら、あっという間に免疫力が落ちて、治るものも治らなくなってしまうよね。体を温め、免疫力のつくものを少量摂り、笑顔が消えなければ十分だよ。でもね、あなたがそれを言っても、周りのみんなが心配し、おじいさんに強く手術を勧めると思うよ。だけど、あなたは強い意志を持って、心ゆくまで一人ひとり説得してごらんなさい。手術がどれだけおじいさんに負担をかけてしまうのか、ということを。結局、手術をすると決まっても、きっとおじいさんはあなたの気持ちを理解し、納得してくれるはずだよ」

そう答えると、彼女は少し明るい顔になって、帰っていきました。

会社や地方自治体が行う健康診断は、心のケアに役立つかもしれません。しかし万が一、その検診であなたにガンが見つかったとしたらどうしますか。「先生、助けて」と医師にあなたの命を託しますか。

近年、病気を早く発見する検査技術は格段に進歩しました。ほんのわずかなガン細胞も見つけられるようになりました。

しかし悲しいことに、検査技術が発達したのに比べ、治療方法はそれほど進歩しているわけではありません。そのため、ガンを見つけたものの、やはり旧態依然とした三大療法、すなわち、手術でガン細胞をごっそり取り除き、抗ガン剤と放射線でガン細胞の縮小を図るということしか行われていないのが現実です。

早期発見・早期治療といわれても、手術で患者は疲労し、抗ガン剤と放射線でさらに免疫力が低下し衰弱していく。さらには副作用まで起こし、苦しみながら死んでいく。そのため、

「ガン＝不治の病」という固定観念が、私たちの中に築かれてしまいました。

しかし、現在、ガンは治らない病気ではありません。もっと正確にいえば、ガンは「治してもらう」病気ではなく、「自分で治す」病気なのです。そのためには、万が一、私たちがガンと診断されたときにでも、落ち着いて対処することができるよう、正しい知識を身につけておくことが必要です。

ガンを必要以上に恐れないために

ガンは決して恐れる病気ではありません。むしろ、「あなたの体、無理をしていますよ。心が疲弊していますよ。ストレスがかかり過ぎていますよ」と、あなたに教えてくれるものなのですから、その声には素直に耳を傾けられるよう、感性を磨いておきましょう。そして、できるだけガンと縁のない生活をしましょう。

ここで一つ、提案です。ガンを必要以上に恐れることがないよう、これからこの本の中では「ガン」を「ぽん」と呼ぶことにしたいと思います。

ちょっと体調がおかしいなと思って病院へ行き、診察を受けたとき、

「先生、どうなんでしょう」

「乳ガンです」

「えっ!?　乳ガン!!……（がーん）」

というふうに、重苦しい雰囲気が流れるかもしれません。これが「乳ガン」ではなく「乳ぽん」だとしたら、

「先生、どうなんでしょう」

「乳ぽんです」

「あら、乳ぽんですか」

と、こんなふうになるかもしれません。

なぜ、ガンを「ぽん」と呼ぶかというと、それは、ガン細胞は体内でポンポンと生まれるから。これについても、後ほどご説明しますが、ガン細胞が永遠に増殖し続けるからといって恐れる必要はありません。健康な人の体内でさえ、ガン細胞は毎日三〇〇〇〜数万個もポンポン生まれて、ポンポンと消滅しているのです。

友人や知人に、病気のことについて話すときも同じです。

「私、乳ぽんだって」

「あら、そうなの。実は、私も乳ぽんなのよ」

「あなた、朝食はいつもパンでしょ」

「えっ、パンを食べるとぽんになるの」

「……ハハハ」

いつの日か、こんなふうに明るい会話が流れればいいなと思っています。

そのためにはまず、「ぽん」の本当の姿を知って、「ぽん」に対する恐怖心をなくしましょう。正しい知識を身につけて、「自分の命は自分で守る」という強い意志を持ちましょう。

すべてはここから始まるのです。

第2章

本当は、怖くない「ぽん」

「ぽん」のウワサを検証して、不安を解消しましょう

たとえば、具合が悪くなって病院へ行き、「インフルエンザですね」と診断されても、それほどショックは受けませんよね。でも、「あなたは、『ガン』です」と言われたら、ほとんどの人がドン底に突き落とされたような気分になるのではないでしょうか。

それはたぶん、私たちの間に「ガンは不治の病だ」とか「ゲッソリやつれるほど、苦しい」とか、そんなマイナスのイメージが定着しているからです。テレビドラマや映画などで、病院のベッドの上で苦しみながら死んでいくシーンも時々登場しますが、見ているほうが辛くなります。

現実に、今日も多くの人が亡くなっています。だから「ぽん」は怖い、と目を伏せていてはだめなんです。もっと真実をみつめて、あなたやあなたの最愛の家族、友人が、その悲惨さにあわないようにしなければなりません。

「ぽん」は絶対に治らない怖い病気ではありませんよ。まずは、あなたの怖いというイメージを払拭していきましょう。

1 「ぽん」は本当に増えているのか

――実際、「ぽん」で亡くなる人の数は、毎年、増加していますよね。

そのとおりです。まずは、表1で悪性新生物（つまり、「ぽん」）の欄を見てください。三項目とも、すべて増加していますね。

①　死亡数：平成二〇年では三四万人以上の人が「ぽん」で亡くなり、前年よりも約六四〇〇人増加しています。これは、一日当たり約九四〇人、一時間に約四〇人の人が亡くなられているという計算になります。すごい数ですよね。

②　死亡率（人口一〇万対）：表1を図にしたA図をご覧ください。右上がりに急増していますね。ひと目で見たときには最も強烈です。

③　死亡総数に対する割合（％）：日本の死亡総数に対する、「ぽん」による死亡者の割合を示しています。「三人に一人が『ぽん』で亡くなっています」とニュースに流れるのはこの数字です。

――これだけ、「ぽん」による死亡数が増えていても、「ぽん」が怖くないとおっしゃるのはなぜですか。

B図をご覧ください。同じ人口動態統計の一つですが、右側一番上の点線、悪性新生物（「ぽん」）の線を辿ってみると、近年、男性は少し下がっていることがわかるでしょう。女性は、微減を継続していますね。男女の図を合わせると、ほぼ横ばいになります。ということは、実際に「ぽん」で亡くなる人の割合は、今も昔も変わっていないということなんです。

表１　３大死因の推移

	全死因	３大死因	悪性新生物	心疾患	脳血管疾患
			死亡数		
昭和25年('50)	904 876	223 533	64 428	53 377	105 728
35　('60)	706 599	312 282	93 773	68 400	150 109
45　('70)	712 962	390 703	119 977	89 411	181 315
55　('80)	722 801	447 586	161 764	123 505	162 317
平成２　('90)	820 305	504 835	217 413	165 478	121 944
7　('95)	922 139	548 780	263 022	139 206	146 552
12　('00)	961 653	574 754	295 484	146 741	132 529
17　('05)	1 083 796	631 913	325 941	173 125	132 847
*20　('08)	1 142 467	651 615	342 849	181 822	126 944
			死亡率(人口10万対)		
昭和25年('50)	1 087.6	268.7	77.4	64.2	127.1
35　('60)	756.4	334.3	100.4	73.2	160.7
45　('70)	691.4	378.9	116.3	86.7	175.8
55　('80)	621.4	384.8	139.1	106.2	139.5
平成２　('90)	668.4	411.4	177.2	134.8	99.4
7　('95)	741.9	441.5	211.6	112.0	117.9
12　('00)	765.6	457.6	235.2	116.8	105.5
17　('05)	858.8	500.7	258.3	137.2	105.3
*20　('08)	907.1	517.4	272.2	144.4	100.8
			死亡総数に対する割合(%)		
昭和25年('50)	100.0	24.7	7.1	5.9	11.7
35　('60)	100.0	44.2	13.3	9.7	21.2
45　('70)	100.0	54.8	16.8	12.5	25.4
55　('80)	100.0	61.9	22.4	17.1	22.5
平成２　('90)	100.0	61.5	26.5	20.2	14.9
7　('95)	100.0	59.5	28.5	15.1	15.9
12　('00)	100.0	59.8	30.7	15.3	13.8
17　('05)	100.0	58.3	30.1	16.0	12.3
*20　('08)	100.0	57.0	30.0	15.9	11.1

資料　厚生労働省「人口動態統計」
注　　*概数である。

Ａ図　主要死因別にみた死亡率の推移

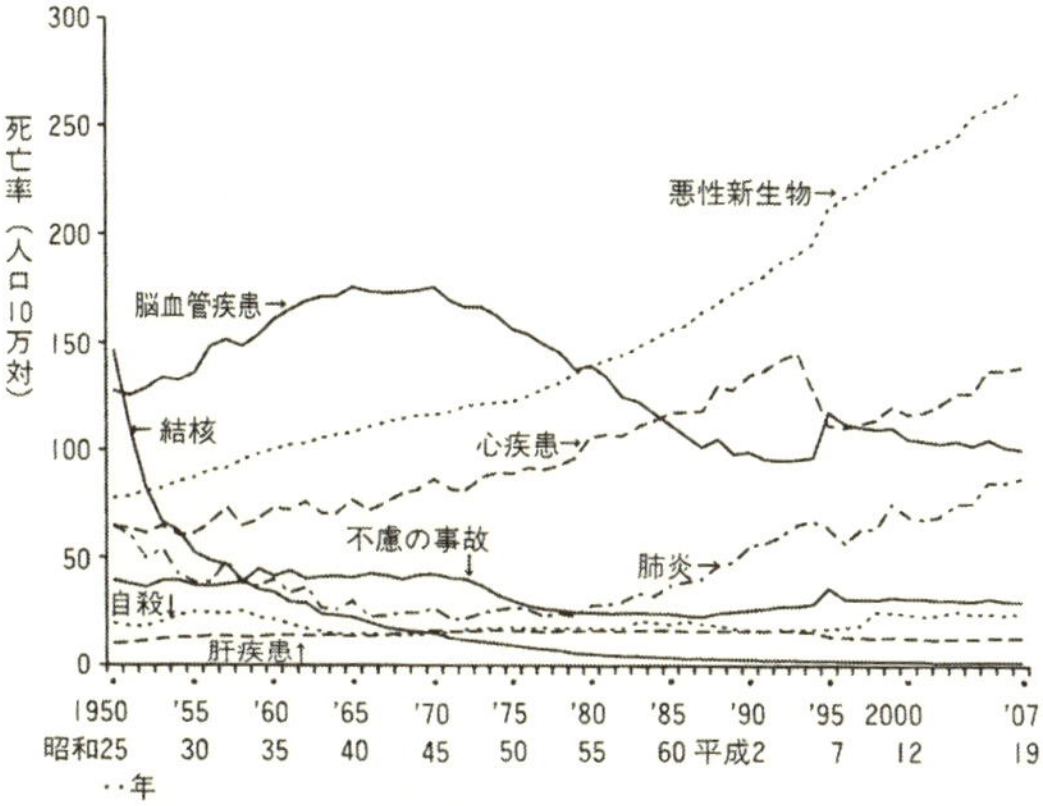

資料　厚生労働省「人口動態統計」
注　1）　平成６年までは旧分類によるものである。
　　2）　平成19年は概数である。

この図は、人口一〇万人に対する「年齢調整死亡率」を示したもので、統計の計算方法が異なります。

――えっ、統計の違いによって「ぽん」が増えているものと、減っているものがあるということですか。

もっともエビデンス（科学的根拠）が高く信頼できるものは、Ｂ図のとおり、年齢調整を行った「年齢調整死亡率」です。Ａ図のような「粗死亡率」は、人口一〇万人に対する、単純な死因比率を示したものですから、その中には高齢者もいれば赤ちゃんもいます。

年々、社会が高齢化して、全人口における高齢者の割合が高くなっていますので、人口構成の割合がかなり変化しています。そのため、年齢ごとの人口構成を同じ割合に修正しないと正

B図　性・主要死因別にみた年齢調整死亡率の推移

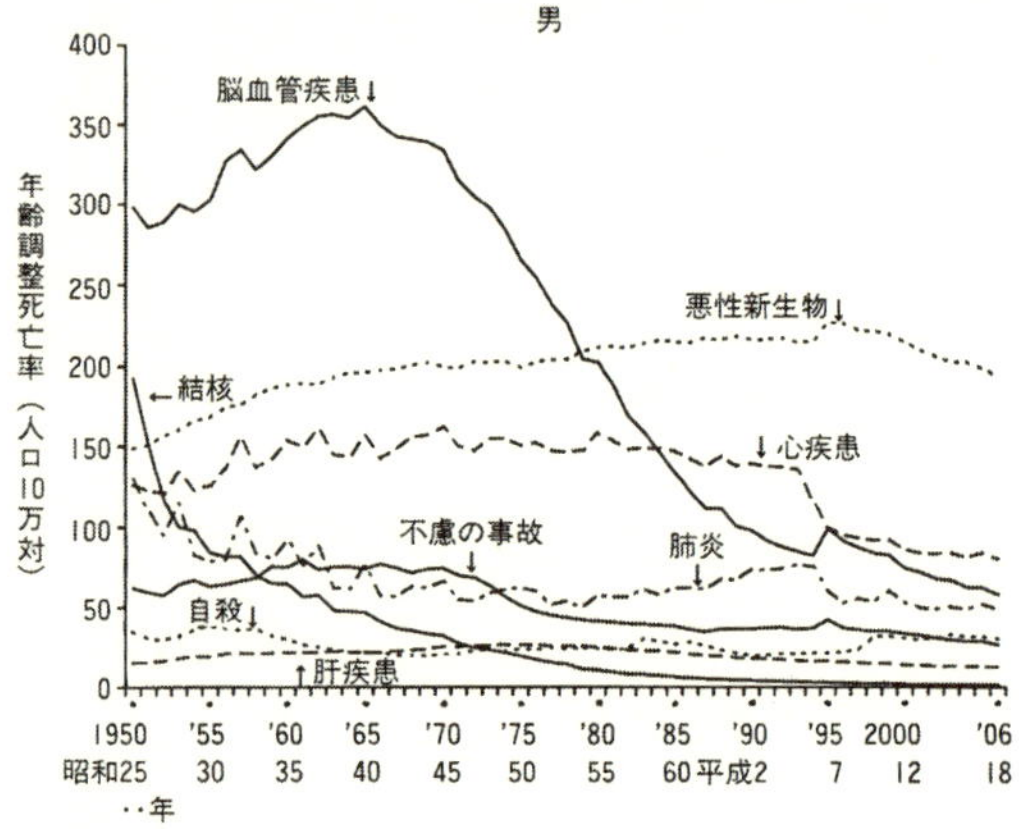

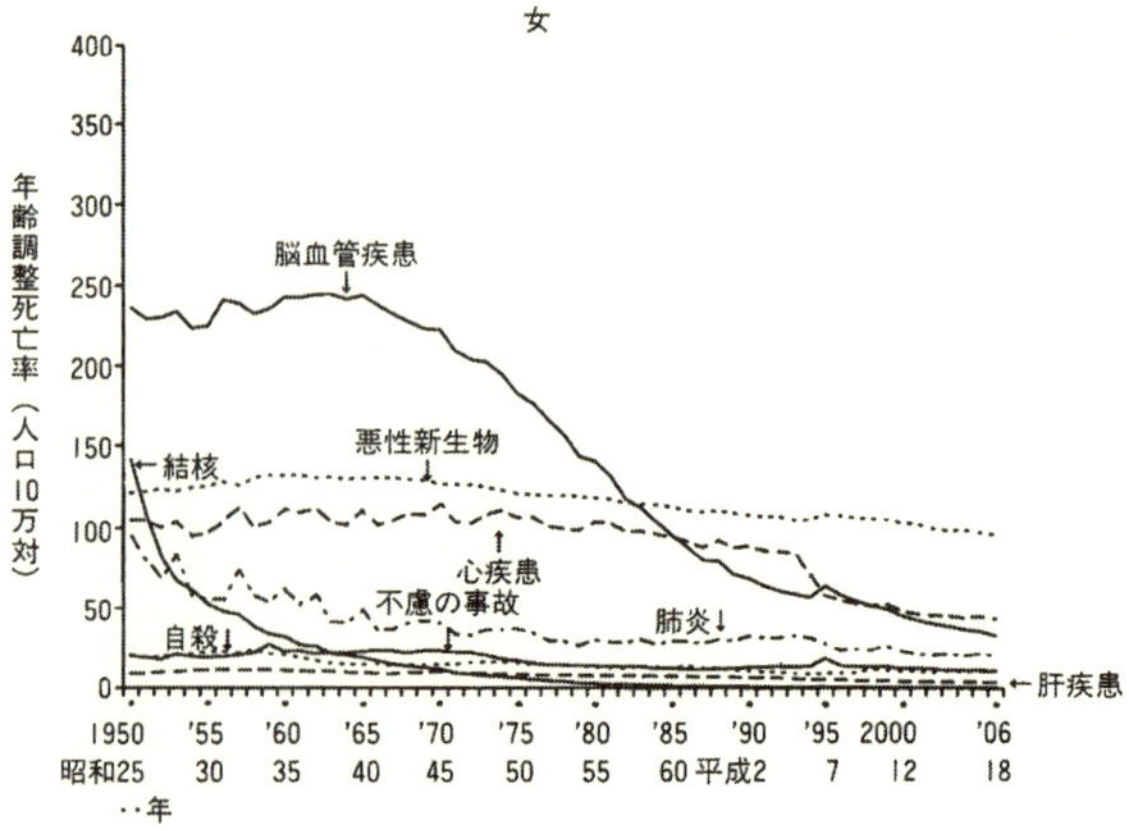

資料　厚生労働省「人口動態統計」
注　年齢調整死亡率の基準人口は「昭和60年モデル人口」である。

確な数値になりませんし、比較もできませんよね。なぜなら、「ぽん」は中・高齢者によくみられるものだからです。

そこで、調査年次の死亡数を、その年の人口で割った年齢階級別粗死亡率と、昭和六〇年の人口を補正した基準人口（これを、「昭和六〇年モデル人口」といいます）を使って求めたものが、B図の「年齢調整死亡率」なんです。

――ということは、統計によって「ぽん」の死亡率が違ってくるのですね。

まさに、数字のマジックですね。統計は、さまざまな目的を持って作られています。その目的の多くは、真実を語るためのものですが、その一方、真実を見えづらくしてしまうこともある、ということを忘れてはいけません。

たとえば、分母の算出方法を少し変えるだけで、答は全く違ったものになるでしょう。確かに、この結果を図やグラフにすると、ひと目で概要がつかめて非常に便利ですが、それを見て、単純に「へえ、スゴいなあ」「あら、大変」とやっていては、簡単に情報に踊らされていることになります。

よく早期発見・早期治療によって「胃ぽん」が激減したといわれます。しかし、C図をご覧になってください。かわりに「肺ぽん」や「大腸ぽん」が増えており、トータルでみれば「ぽん」の名称がかわっただけということがおわかりになるでしょう。早期発見・早期治療が本当

C図　部位別にみたガンの年齢調整死亡率の推移

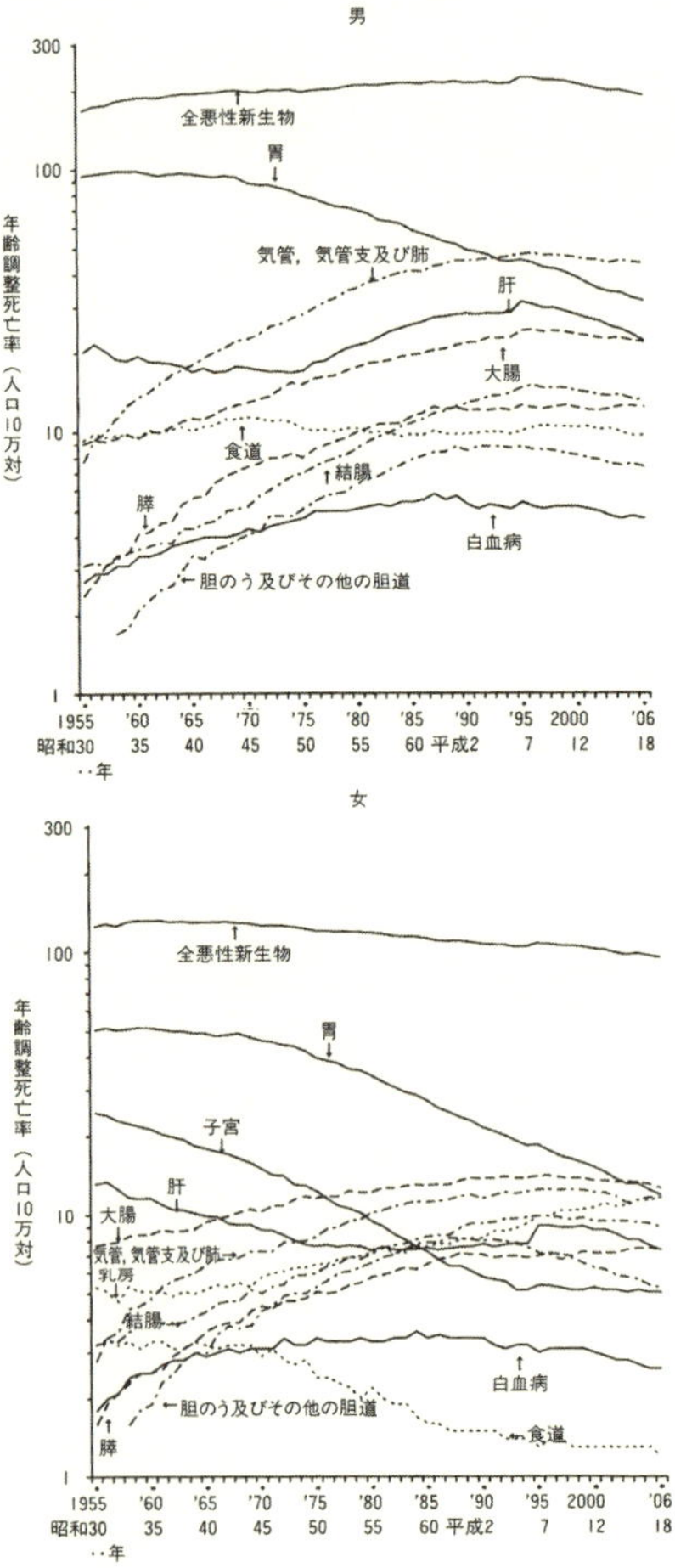

資料　厚生労働省「人口動態統計」
注　1)　大腸は，結腸と直腸S状結腸移行部及び直腸とを示す。ただし，昭和40年までは直腸肛門部を含む。
　　2)　結腸は，大腸の再掲である。
　　3)　肝は，肝及び肝内胆管を示す。
　　4)　年齢調整死亡率の基準人口は「昭和60年モデル人口」である。

に効果を上げているなら、すべての「ぽん」が減少していないとおかしいですね。

現在、マスコミが「ぽん」による死亡者数を発表するときに使用するのは、主に表1やA図です。だから、「ぽん」はますます増えている怖い病気だというイメージが、私たちの心にできあがってしまったのですね。

「ぽん」がますます増えているといっても、それは単に社会の高齢化が進んでいるだけの話。私は、死因をもっと細分化し、厳密に見ていけば、「ぽん」による死亡者数は激減し、「年齢調整死亡率」の図ももっと右下がりになるのではないかと考えています。


――でも、やっぱり「ぽん」は怖いってイメージがありますよね。「ぽん」細胞は、体内でねずみ算式に増えていくと聞きますし……。


確かに「ぽん」細胞は、まわりの細胞との連携を無視して二分裂を繰り返す性質を持っているため、一つの細胞が二つに、さらに四つに、八つに、というように倍々で増えていきます。

しかし実際のところ、ねずみ算式に「ぽん」細胞が増えるのは、「ぽん」の初期の段階です。前述の安保徹先生は、「細胞が大きくなると、細胞に栄養が行き届かず、中心部分が空洞化し、細胞は死滅してしまう」とおっしゃっています。

「ぽん」細胞一つの大きさは、一〇ミクロン（一ミリの一〇〇分の一）程度です。これが一ミリの「ぽん」になるには、「ぽん」は立体ですから一〇〇×一〇〇×一〇〇＝一〇〇万個必要になります。電卓をたたいてみてください。二、四、八、一六、三二、六四……一〇〇万になるには二〇回分裂が必要です。また、ひと目見てわかる一センチ大の「ぽん」になるには、一〇億個の細胞が必要で、三〇回細胞分裂しなければなりません。

慶應義塾大学医学部放射線科の近藤誠医師は、『患者よ、がんと闘うな』（文藝春秋）で、「一個の『ぽん』細胞が一センチになるには二〇～三〇年、早くて九年かかる。また肉眼で見える一センチ大の『ぽん』が、二倍になるのに、一年六ヵ月～八年五ヵ月、さらに本人を死滅させる大きさになるには、二〇年から八〇年必要である」と言われています。

——そんなに長い時間が必要になるのですか！

もちろん、「ぽん」の中には成長スピードが早いものもあれば、ゆっくりのものもありますので、一概にはいえませんが、こう考えてみると、「ねずみ算式に分裂を繰り返す」といっても、それほど怖くはないことがわかるでしょう。分裂していく過程で、栄養が届かずに自ら死滅していく細胞もありますから、増加するスピードも一定というわけではありません。

——すぐに手術しないと大変なことになると聞きますが。

心配いりませんよ。分裂に時間がかかることを、お医者さんが知らないはずはありませんから。お医者さんとしては、一日も早く、治療を開始したいからではないでしょうか。

ただ、言い方を間違ってしまうと、患者さんに必要以上の「ぽん」に対する恐怖を与えてしまいます。「ぽん」の最大原因はストレスですから、お医者さんの言葉が「ぽん」を大きくさせたりしたら、元も子もないですよね。

――でも、一個の「ぽん」細胞が増えていくには時間がかかっても、「ぽん」細胞は体のあちこちに次々と転移するのですよね。

確かに、一八五九年に、ドイツの病理学者、ルドルフ・ウイルヒョウが「すべての細胞は細胞分裂から生まれる」という学説を発表し、医学上、『ぽん』局所説」が定説となりました。これは、「『ぽん』は細胞の突然変異により、体内のある局所から発生し、それが勝手に猛烈な勢いでどんどん分裂・増殖していく」という考えです。ということは、「ぽん」が、細胞分裂によって大きくなっていくのなら、その発生源である「ぽん」の組織を、ごっそり摘出してしまえばよいとなりますよね。

これが、現在行われている「ぽん」外科手術の原型となった、ハルステッド手術です。一九世紀末にアメリカのジョンズ・ホプキンス大学外科教授だったウイリアム・ハルステッドが、「拡大根治手術」といって「乳ぽん」患者の乳房を全摘し、大胸筋を切除してリンパ節まで徹底的にごっそりと切り取りました。「ぽん」は局所から少しずつ周囲へ広がるため、周りの健康な組織やリンパ節を含めて大きく切り取ることによって、生存率（寿命）が向上すると考えたのですね。これが、「ぽん」はリンパ節転移を起こして、それから全身に散らばるという『ぽん』転移説」のはじまりです。

そのため、現代では「ぽん」を見つけたら、他の臓器へ転移する前に切除してしまわないと、全身に広まってお手上げになってしまうという考え方が定着し、早期発見・早期手術が大切だ、といわれているのです。

――転移する可能性のある部分を含めて、臓器をごっそり取ってしまおうということですよね。

そうです。転移というと、「手遅れになるという恐怖」がありますからね。しかし、検査技術がどんどん進歩してくると、「ぽん」がかなり初期の段階でありながら、同時に他の部分にできているというケースも確認され、次第に、「転移」という考えでは説明がつかなくなってきました。そこで登場してきたのが、「全身病理論」。これを唱えたのが、一九七〇年代にアメリカのピッツバーグ大学教授であったバーナード・フィッシャーです。

彼は一七〇〇名にも及ぶ「乳ぽん」患者の追跡調査をし、実際、乳房を温存した場合と乳房を全部摘出する手術を行った患者の生存率は、ほとんど変わらないことを証明しました。その結果、転移を起こして「ぽん」細胞が全身に散らばるという古典的なハルステッド理論に対し、「しこりにふれられるような『乳ぽん』では、すでに『ぽん』細胞は全身に散らばっており、手術を拡大しても、『ぽん』が治る可能性は変わらない」とする「全身病理説」を発表。

つまり、「ぽん」は全身で発生する可能性をもともと持っているのだから、「ぽん」の発生局所とその近辺だけを手術で切り取ったとしても、それほど大きな意味がないというのですね。

2 「ぽん」はこうしてつくられる

――「一つの『ぽん』細胞が全身に転移していく」のではなく、「そもそも、全身で『ぽん』が発生する可能性がある」というのは、どういうことですか。

言い換えれば、全身に目に見えない大きさの分裂途上の「ぽん」や、眠った「ぽん」がある、ということです。もちろん、健康な人でもね。

では、ここで「ぽん」の成り立ちについてみていきましょう。

まず、あなたは「ぽん」が親から子へ、子から孫へ、遺伝する性質を持っていると思いますか。

――よく、「うちは『ぽん』家系だから、自分もいつか、『ぽん』になるんじゃないか」と心配する人もいますよね。やっぱり「ぽん」は遺伝するのではないですか。

そう、思っている方も多いでしょうね。お医者さんの中にもいらっしゃると思います。近親者間で同じ「ぽん」が次々に発生する症例が目立ったため、「どうやら、『ぽん』は遺伝するらしい」と思われてきたようです。

結論からいうと、「ぽん」は遺伝するものではありません。たしかに、遺伝的に発生する「ぽん」もあるのですが、それは、ごく少数派です。

近親者間では体質や食習慣、性格が似ていることが多いため、「ぽん」になる可能性が高い。つまり、たとえば親が「胃ぽん」になったら、子どももその部位が体質的に弱い可能性があるため、胃などの消化器官が「ぽん」になるかもしれない、ということですね。

また、家族間では食習慣が似るのは自然なことですから、同じような栄養素の過不足があったりすることも不思議のないことです。

もっと重要なのは性格です。ものの見方、考え方、受け取り方、ストレスの感じ方。これらは、近親者間でよく似ていると思いませんか。「似たもの夫婦」「子は親を見て育つ」といいますよね。遺伝よりもはるかに、心の問題のほうが大きいのです。

「ぽん」の発生原因を「遺伝だから」としてしまえば、科学的なものと納得しやすく、「運命だったのよ」「運が悪かったんだよね」と、うなずいてしまうでしょう。

――では、「ぽん」の発生は、突然変異によるものなのですか。

私たちの体内では、常に古い細胞と、新しい細胞が入れ替わっています。これを「新陳代謝」と呼び、すべての細胞にはそれぞれ個人特有の遺伝情報が組み込まれています。この情報を染色体といい、このおかげで細胞分裂するときも、同じものがどんどんつくられていくのです。染色体は、細胞の設計図といった役割を持っているのですね。

ひとつの細胞に含まれる染色体は、ねじれた縄梯子《なわばしご》状になっており、遺伝子であるＤＮＡ（デオキシリボ核酸）が約六〇億個、二つが対になって約三〇億段連なっています。しかし、ある瞬間に、ここで異変が起こります。細胞の設計図のＤＮＡ部分が間違った情報に書き換えられ、細胞の情報を狂わせてしまうのです。この異変を起こすのが、活性酸素。ご存知ですか？

――最近、よく耳にする言葉ですよね。「酸素」という名前がついているのに、体にとって良くないものなのですか。

私たち人間にとって、酸素は不可欠なものです。酸素がなくては生きていくことができませんし、人間をはじめ動物や微生物も酸素の力を借りて体内でエネルギーを生み出しています。

しかし、もともと酸素というものは、「猛毒」なのですね。なぜなら、ほかの物質と結びついて酸化させてしまうからです。たとえば、空気中で物が燃えるということは、その物質が酸素と結びついて炎を出しながら酸化しているということですし、鉄が錆びるのも、酸素が酸化させてしまうからです。

活性酸素の図

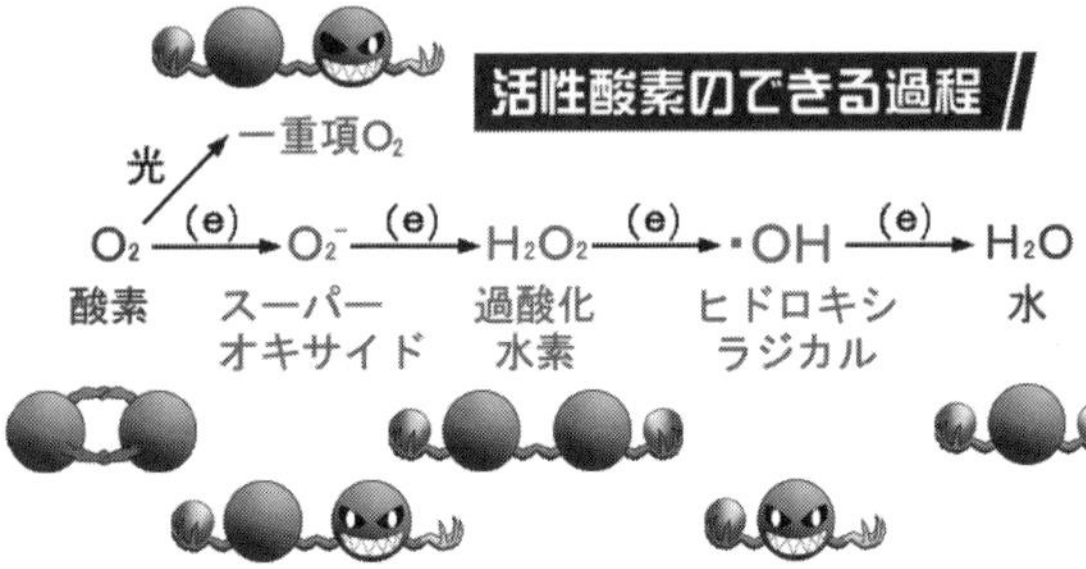

これは、人体においても同様で、酸素が体内の細胞を錆びつかせて老化につながることがあります。その錆びた状態を放っておくと、肌にシミ、シワが表れたり、生活習慣病の原因になったりしますが、こうした症状を引き起こすのが、「活性酸素」です。

人間は呼吸をとおして酸素を体内に取り入れ、その酸素を使ってエネルギーをつくり出しますが、その際、発生するのが活性酸素です。また、この活性酸素を使って免疫細胞が体内に侵入してきた細菌などの異物を攻撃し、体を守るという役割も持っているので、まるっきりの悪者というわけではないのです。

そもそも、活性酸素は非常に不安定な電子配置になっているため、これを安定させようと他の分子から強引に電子を奪う性質があります。そのため、私は「電子泥棒」と呼んでいますが、これは、遺伝子を傷つけて細胞膜を錆びつかせ、たんぱく質を変性させるなどして、内臓、皮膚、骨や神経など、あらゆる組織にダメージを与えてしまいます。

――なるほど。活性酸素はまるでジキルとハイドのようですね。しかし危険性の方が大きくありませんか。

そのために、活性酸素が発生した細胞では、瞬時に消去酵素をつくり出し、活性酸素を無害な水へと誘導します。ここは少々、専門的な話になります。右の図をご覧ください。

活性酸素は、酸素が水に変わる過程で発生するものです。スーパーオキシド→過酸化水素→ヒドロキシラジカルと変身していきます。また、紫外線によっても一重項酸素という活性酸素が発生します。

人間には、これらの強烈な活性酸素を消去する酵素が備わっているんですね。たとえば、最初の活性酸素であるスーパーオキシドは、ＳＯＤ（スーパーオキシドディスムターゼ）によってとりあえず安定した過酸化水素に、次にカタラーゼによって最も強力なヒドロキシラジカルに、最後に、グルタチオンペルオキシダーゼによって無害な水へと導かれます。

このように、活性酸素が発生すると、瞬時に細胞はこれらの消去酵素を生み出します。これをインダクション能といいますが、残念なことに年齢とともに、この能力が低下してしまいます。よく四〇歳を超えると体調を崩しやすいというのは、このためなんですね。

この電子泥棒の処理ができなくなると、活性酸素は暴れ放題で、勝手にまわりの細胞から強引に電子を奪って、次々に変身していきます。最終的には水となって、知らんぷりをしてしまうのですが、電子を取られてしまったほうはたまったものではありません。自分も電子が不安定な状態「ラジカル」になり、次々と電子の奪い合いがドミノ倒しのように広がります。

そこで消去酵素の代わりとして、活性酸素を撃退してくれる抗酸化物質（スカベンジャー）を多く含む食べ物を効率よく体内に摂り入れることが必要となります。

抗酸化物質の筆頭が、ビタミン類。中でも、細胞膜のような油の中ではビタミンEとA、血液のような水の中ではビタミンCとB_2などは優秀な働き手です。そのほか、植物に広く含まれる色素成分であるフラボノイドなども、活性酸素を撃退するのに役立ちます。

――ということは、高齢者ほど食べ物をとおしてたくさんの抗酸化物質を摂り入れなければ、活性酸素を打ち消すことができない、と……。

消去酵素の特徴は、一つで多数を相手にすることができるということです。いくら活性酸素が発生しても十分に対応できます。しかし抗酸化物質では一対一でしか対応できないので、発生する活性酸素分だけの数が必要になります。そこで毎日の「食事の質」が重要になることがおわかりいただけるでしょう。

体内で発生した活性酸素を消去できなくて、それが細胞内のＤＮＡを壊してしまうと、修復の際に誤った情報に書き換えられることがあります。これが、いわゆる「ぽん」の始まりで、一日に三〇〇〇～数万個の「ぽん」細胞が生まれていることになります。

――すると、活性酸素を増やさないことが「ぽん」にならない鍵になるということですね。

活性酸素は、生きていくうえで必ず発生しますので、それらの量を気にする必要はありません。それより、次のようなことが活性酸素を大量に発生させてしまうので、注意が必要です。

・強い紫外線や放射線、電磁波を浴びたとき
・ひどい大気汚染にさらされているとき
・タバコを吸ったとき
・薬や添加物を摂ったとき
・過酸化脂質を摂ったとき
・止められていた血液が再開（再潅流《さいかんりゅう》）し、酸素が供給されるとき
・ストレスを感じているとき

このうち、特に多くの活性酸素を生み出すのがストレスを感じているとき。ストレスが続くと、活性酸素を大量発生させ、ひいては「ぽん」の元凶となるのです。

――ストレスによって「ぽん」になるのですか。

「ストレスによる自律神経失調症」という言葉を聞いたことはありませんか。これは、ストレ

スが人間の自律神経に影響を及ぼし、不眠や躁うつ感、偏頭痛などの症状を引き起こしてしまうということなのですが、多忙な現代人にとても多く見られる症状です。

このように、ストレスと自律神経はとても密な関係を持っているわけですが、実は、活性酸素と自律神経も、非常に深いつながりを持っているんです。

――それは、どういうことでしょう。

自律神経とは、心と体をつなぐものであり、体内のすべての細胞を統括する神経です。たとえば、食事をすると胃や腸が動き出しますが、これは人間が意識して動かしているわけではありませんよね。同様に、暑いと汗をかきますが、これも意識して汗を出しているわけではないですよね。これらはみな、自律神経の働きによるものです。つまり、人間がコントロールできない、無意識的な動作を行うものが自律神経で、具体的には循環、消化、代謝、体温調節などの働きをコントロールし、体内の環境を整える神経です。

自律神経は、交感神経と副交感神経の二つによって成り立っており、交感神経は心拍数を増やし、血管を収縮させることで血圧を上げ、消化管の働きを抑えて体を活動モードに、一方、副交感神経は血圧を正常化し、消化活動を活発にして休息モードに切り替える働きを持っています。

では、人間にストレスがかかると、交感神経と副交感神経の、どちらの神経が優位な状態になると思いますか。

――ストレスがかかると心臓がドキドキしますし、息苦しいような感じがしますから、交感神経でしょうか。

正解です。人間がストレスを感じると、交感神経が優位になって活動モードに切り替わりますが、これに伴って動きを見せるのが、白血球です。

ご存知のとおり、血液の中には赤血球、血小板、白血球という三種の細胞群が流れていますが、赤血球は「酸素の運搬係」、血小板は「止血の働き」、白血球は「ウイルスや細菌から体を守るという免疫の役割」を担っています。これらのうち、白血球は自律神経の支配を受けていることが、前述の安保徹先生たちによって明らかにされています。

――「支配を受けている」とは、一体どういうことなのですか。

血液中に流れている血球のうち、異物を処理する白血球軍団は、互いに連絡を取り合いながら働いていることは理解されていましたが、これが自律神経の下に連携をとって活動していることが解明されたということです。

白血球は、マクロファージ、顆粒球（好中球、好酸球、好塩基球の三種類。通常ほとんどが好中球）、リンパ球（Ｔリンパ球、Ｂリンパ球、ＮＫ（ナチュラルキラー）細胞）の三種類に大別されますが、実は、これらはみなマクロファージが進化したものなんです。

マクロファージは体内に異物が侵入してきたとき、そこへ駆けつけて異物をアメーバのように包み込むという性質（貪食）を持っています。

生物が進化する過程において、体内に侵入する異物の種類もどんどん増えてきたため、マクロファージは、小型で出足が速く、細菌を包み込む機能を強化した好中球と、細菌よりもっと小さなウイルスを捕獲し、処理するリンパ球に分化しました。

――体内に異物が入ると、それを目がけてマクロファージが飛んでくるというわけですね。

マクロファージは、体内のあちこちで待機していて、細菌やウイルスが侵入してくると、駆けつけて退治します。同時に、細菌が入って来たら好中球へ、ウイルスならばリンパ球へ「外敵が来たぞ、急行せよ！」という指令を出します。つまり、異物がどんなものか見分け、適切な命令を出すのですね。このように、マクロファージは人間の免疫機能において、非常に重要な役割を持っています。

通常、血液中に存在するそれぞれの比率は、マクロファージが五％、顆粒球が六〇％、リンパ球が三五％くらいとなっていますが、このうち、好中球は交感神経の末端から放出される神経伝達物質であるノルアドレナリンの受容体を、リンパ球は副交感神経の伝達物質アセチルコリンの受容体を持っているため、交感神経の優位が続くと好中球が、副交感神経の優位が続くとリンパ球の数が増加します。これら白血球は、赤血球や血小板と違って核をもっており、それぞれの神経伝達物質を受け取ると非常時と判断して、細胞分裂することができるようになっています。

このように、顆粒球とリンパ球の数的バランスが崩れてしまうと、健康に害が及びます。たとえば、好中球が増え過ぎると化膿性の炎症や潰瘍、「ぽん」など組織破壊の疾病につながり、また、リンパ球が増え過ぎるとアレルギー疾患が起こりやすくなるというように、どちらが増え過ぎても体には良くありません。

そして、ここで大切なのは、好中球は細菌などの異物をやっつけるときだけ増えるのではなく、人間がストレスを感じても増加するということです。

――ストレスがかかると好中球が増えるのですか。

先ほど、ストレスが高まると、自律神経のうち交感神経が優位になるといいましたね。交感神経というのは、活動モードの神経です。そして、人間が活発に活動するときはケガをして、手足が傷つくこともあるでしょう。そうなると、体内に侵入してくる可能性が高いのは微細なウイルスよりも、細菌です。だから、細菌と戦う好中球が増えるという仕組みが、長い年月を経て自然に備わっているのです。体は、本当にうまくできていますよね。

大きなストレスがかかると交感神経は過度の緊張状態となり、好中球が増えます。しかし、ストレスが原因ですから、攻撃対象となる細菌は体内に存在しません。

ここからがポイントです。もともと、好中球の寿命はとても短いので、増え過ぎたとしても、すべて二日前後で死滅してしまいます。その際に、好中球は粘膜組織に集まって活性酸素を放出しながら自爆し、まわりの組織を酸化させてしまいます。これが炎症で、さらに繰り返されると潰瘍になり、そして「ぽん」となって、組織破壊性の疾患につながっていくのです。

このように好中球は、侵入してきた細菌を処理するときはもちろん、ストレスによって増加した場合でも、体内に住み着いている常在菌を攻撃したり、寿命が尽きて自爆するときには大量の活性酸素を放出したりしますので、活性酸素の七〇％は好中球がつくり出すといわれています。


――なるほど、ストレスによって増えた好中球の自滅によって活性酸素の大量発生を招き、それが「ぽん」の元になるわけですね。


でも、これは決して特別なことではないのですよ。現代人は誰しもストレスを持っているものですし、ストレスをゼロにするのはとても無理なことです。

健康で頑丈な人でも、「ぽん」細胞は一日あたり三〇〇〇〜数万個も生まれていましたよね。つまり、人間は誰しも潜在的な「ぽん」患者というわけなのです。

ただし、すべての細胞が「ぽん」細胞になる可能性はあっても、実際に「ぽん」になる場所は限られています。たとえ、ある場所で「ぽん」細胞ができたとしても、これが細胞分裂を繰り返さないと「ぽん」にはなれません。「ぽん」を処理する役目を持つＮＫ細胞にみつかって処理されてしまいます。

「ぽん」になる場所とは、どんなところでしょうか。

いつも再生を繰り返している粘膜上皮細胞や、乳汁や消化液などを分泌する腺細胞です。ここは他の場所よりも頻繁に細胞が生まれ変わっていますので、より「ぽん」として大きくなる可能性が高くなります。

ただし、そのような場所は体中のいたるところにありますので、もう一つ条件が加わります。それは、寿命が尽きかけた多くの好中球が、最後に集まって活性酸素を大量に放出する場所です。

これらの好中球が集まるのは、血液の流れが弱くなったところですよね。血液の流れが速ければ力尽きた好中球もどんどん流されてしまいますが、ストレスや特定の血管を圧迫する姿勢を長時間とり続けるなどの血液の循環障害が強く起こってくると、そのリスクが高まります。

したがって「ぽん」は、血液の流れにくくなった場所にある粘膜上皮細胞や、腺細胞のような増殖が盛んな場所に発生します。その増殖程度が表面から少し下までなら「早期ぽん」、さらに深く浸潤すれば「進行ぽん」と呼ばれます。

――なるほど、血液の流れにくいところですか。もう少し具体的に教えてください。

血液の流れにくいところとは、体温の低い場所です。体外から取り入れられた熱と、筋肉や肝臓でつくられた熱は、血液とともに体内を巡っています。

血液が来なければその部分の温度は上昇しません。「ぽん」細胞は、低体温が大好きですから、そのようなところは、最適な発生場所といえるでしょう。したがって、体温が三五度台の人は、体のどの部分に「ぽん」細胞が発生しても不思議ではありませんね。

また、こんな話もあります。ノーベル生理学・医学賞を受賞したドイツの生理学者、オットー・ハインリッヒ・ワールブルク氏は、「細胞内で低酸素濃度下において腫瘍が発達する」ことを実証し、後に「ぽん」細胞の発生の根本的な原因は、嫌気的なものであるという証拠を発表しました。

簡単にいえば、発生の原因は酸素がやって来ないこと。酸素が少なくなれば「ぽん」細胞は大きくなっていく。すなわち「『ぽん』細胞は、嫌気細胞である」ということです。

私たちは、食事によってエネルギー源となる糖質（炭水化物）や脂肪（脂質）を摂取すると、糖質はブドウ糖、脂肪は脂肪酸という最小単位にされて、細胞に摂り込まれます。

一つの細胞の中を細胞質と呼び、どろりとした細胞内液が詰まっています。摂り込まれたブドウ糖から、この細胞質でわずかながらエネルギーが抽出できますが、専門的には解糖過程といって、酸素が使えないので非常に効率の悪いエネルギー生成法です。もう一つのエネルギー源である脂肪酸は、ここではエネルギーにはなれません。

人間が生きていくために必要なエネルギーは、細胞質に浮かんでいる数百から数千個のミトコンドリアという小器官でつくられています。このあたりについては第3章でもお話ししますが、このミトコンドリアは、人体にとって有害な酸素を、唯一、上手に利用できる発電所のようなものです。私たちが生きていくために酸素を吸い込むのは、このミトコンドリアに送るためなんです。

ワールブルク氏のいうように『ぽん』細胞は、嫌気細胞」であるならば、「ぽん」細胞にはミトコンドリアが必要ないということになりますよね。

安保徹先生は、最近の著書において「解糖系・ミトコンドリア系の『エネルギー生成系』理論」を強調されています。要約すると、「血液の流れが悪くなると、十分な酸素が供給されなくなるが、酸素が届きにくくなった細胞が生き延びていくためには、ミトコンドリアが消滅することで細胞は無酸素運動に切り替わる。それが「ぽん」細胞である」となります。

ここは、栄養学、生化学を学ぶ者にとっては得意分野なので、十分に納得できるお話なのです。

これに少しつけ加えさせていただけるなら、ミトコンドリアでエネルギーを生成するためには、酸素を必要とする前に、微量栄養素が必要であるということです。たとえば、ブドウ糖が分解されてピルビン酸になりますが、さらにミトコンドリアに入っていくためにはビタミンB_1、B_2、ナイアシンといった、エネルギービタミン類が必要です。脂肪酸もビタミンB_2やカルニチンがなければミトコンドリアに入れません。したがって、日常的な食事から微量栄養素が欠乏しても、ミトコンドリアの数を減らす原因になる可能性があるということです。

――ということは、体温が低かったり、微量栄養素が不足していたりすれば、私もいつかは「ぽん」になる危険性があるということでしょうか。

理屈からいえばそうですが、実際はNK細胞が働いてくれているのでそれほど心配しなくても大丈夫ですよ。

NK細胞は、いわば、体内のパトロール隊。常に体内を見回って、「ぽん」細胞を見つけると、パーフォリンというドリルを使って「ぽん」細胞のお腹に穴をあけ、処理してしまうのです。

このNK細胞を元気にするための方法は、第3章以降でお話しますが、何よりも大切なのは、ストレスを溜めないこと。NK細胞にとって、実は、ストレスが一番の天敵なのです。

――ここでもストレスですか。ストレスは、本当にあちこちで健康に影響を及ぼすのですね。

現代社会はなにかとストレスの多い時代ですし、ストレスを完璧にゼロにするというのは困難というより、不可能なことですよね。それよりむしろ、ストレスは「強さ」と「長さ」に注意しなければなりません。強いストレスによって円形脱毛症になったり、途切れることのないストレスによって、胃潰瘍になるという話を聞いたことがありませんか。

大切なことは、まず「ストレスに気づく」ことです。知らずしらずのうちに無理を重ねている、悩み続けているという場合がほとんどですから、「あっ、いけない」と気づいて一息入れればいいのです。気づいた瞬間にストレスは途切れます。

すなわち、「ストレスをなくす」ことではなく、「ストレスとどう付き合っていくか」ということが大切なのです。

人間がストレスを感じると、副腎皮質からコルチゾールという抗ストレスホルモンが分泌され、これがＮＫ細胞を動けなくしてしまいます。つまり、人間のストレスが活性酸素を大量発生させて「ぽん」をつくり、その「ぽん」を速やかに処理するために存在するＮＫ細胞も、ストレスによって分泌されるホルモンで機能しなくなってしまうのですね。

そうすると「ぽん」の成長はますます加速してしまいます。だから、できるだけストレスを溜めこまず、ＮＫ細胞の活動を邪魔しないことが、「ぽん」を大きくしないためには必要なのです。

――ストレスが「ぽん」を引き起こすことは、よくわかりました。そうなると、「ぽん」にな

りやすい人は、「物事を徹底的に頑張り過ぎて、ストレスを溜め込んでしまうまじめな人」といえそうですね。

「ぽん」で亡くなった私の父も、まじめ一辺倒の頑張り屋でした。責任感が強く、納得できるまで仕事をするという点では、誇りに思う部分ももちろんありますが、それでも、もう少し肩の力を抜いても良かったんじゃないかな、と今になって思います。「ぽん」になった人たちに共通する性格として、「まじめ」で「頑張り屋さん」という特徴が指摘できるのではないでしょうか。

私は国家試験の前、受講生のみなさんに「がんばれ」と声をかけることがありますが、そのとき、「『がんばる』は『頑張る』ではないよ、『顔』が『晴れる』と書いて『顔晴る』だよ」と言っています。頑《かたく》なな心ではなく、笑顔で、今を楽しみながら活きるのが、本当の意味での「がんばる」ではないかな、と思っています。

3 「ぽん」の望ましい治療法とは？

——では、次に「ぽん」の治療法について教えてください。「ぽん」の治療＝苦しい、辛そうっていうイメージが強いと思うのですが……。

そうですね。それでは質問してみましょう。「ぽん」は痛いと思いますか。それとも、痛くないと思いますか。

――やっぱり、痛そうっていうイメージがありますよね。テレビドラマや映画などでも、「ぽん」で苦しむ人の姿が出てきます。髪の毛がごそっと抜けちゃったり、あばら骨が見えるほど痩せちゃったりするんじゃないですか。

そう思っている人も多いでしょうが、実際、それらの痛みは「ぽん」によるものではないのですよ。「ぽん」そのものは、ほとんど痛みを伴わないんです。骨に「ぽん」ができた場合や、食べるものによって痛みが出ることもあるのですが、たいていの「ぽん」は、痛みがないんですよ。もちろん、「ぽん」によって髪の毛が抜けたりするようなこともありません。

ではなぜ、「ぽん」の患者さんが痛がったり、髪の毛が抜けちゃったりするのかというと、それは「ぽん」の治療による副作用なんです。

――良くしようと思って行う治療が、副作用によって患者さんを苦しめるとは、なんだか矛盾していますね。

ここに一人の、「乳ぽん」の患者さんがいると仮定しましょうか。

まず、この人に対して行われる治療は、「手術」です。メスを使い、「ぽん」が発生した部分や、「ぽん」が拡大した組織、あるいは、「ぽん」の拡大が予想される部分をごっそり切り取ってしまいましょう、というものですね。さきほど説明したバーナード・フィッシャーによる「全身病理論」によれば、どれほど大きく切除したとしても、生存率に大差はないということなのですが、欧米に比べて日本ではまだ、「疑わしきは取るべし」というのが主流です。

手術で、「ぽん」が広がるであろうと思われる部分を根こそぎ切り取ることができれば、一件落着。でも、「まだどこかに『ぽん』が残っているような気がする」「すでに遠方へ転移してしまっているかもしれない」と不安なときや、「もう、二度と『ぽん』が顔を出してこないように、徹底的に予防措置を取りましょう」というときに行う治療が、「抗ガン剤投与」と「放射線治療」です。最近は、先に放射線で目に見える「ぽん」を徹底的に叩き、その後に手術することも行われています。

したがって、外科医にとっては、少なくとも目に見える「ぽん」がなくなることが重要ですから、その後、見えなかった部分が大きくなり、「再発した」としてもほとんど気にならないものです。しかし、患者さんから見れば、「手術は成功しました」と言われ、完全に治ったと思っているので、再発は相当なショックを受けることになります。

――手術、抗ガン剤、放射線の三つは、よく耳にしますよね。

「抗ガン剤」とは化学物質を注射あるいは服用して、「ぽん」細胞を破壊する治療法です。一方、「放射線療法」とはX線やγ線といった放射線を患部に照射し発生する、強大な活性酸素を使って、「ぽん」細胞の遺伝子まで破壊しようというものです。

日本の医学は、世界的に見ても最高峰のレベルです。特に、近年は新しい医療機器もどんどん開発されて、たとえば内視鏡を使った外科的手術法によって、「名医」と呼ばれる先生たちがマスコミで取り上げられています。

しかし、冒頭で見たとおり、現在の日本で、「ぽん」による死亡者数が一向に減らないのはなぜだと思いますか。

――日本の医療現場では、「ぽん」の治療法が間違っているということなんですか。

間違っているというよりも、むしろ、考え方の違いではないでしょうか。

一つは、「ぽん」を切除するとか、「ぽん」と闘うとか、「ぽん」撲滅運動などというように、「ぽん」を超極悪人、死神のように考え、これをやっつけようとしていることです。

二つ目は、現代医学の得意な分野は「急性疾患」であり、交通事故や心筋梗塞などのように緊急を要するものには絶大の効果をあげていますが、徐々に顕在化し、発生原因が複雑と思える「慢性疾患」には、実力が出せないでいるということです。本来、慢性疾患である「ぽん」を急性疾患のように、スパッと切れ味の良い治療をしたいと考えている点に問題があります。

三つ目として、治療を受ける患者さん側にも、「お医者様に治せなかったら、どうにもならない」という、思い込みが強いということです。

たとえば、あなたが「胃ぽん」になり、開腹手術が行われ、胃を丸ごとごっそり摘出されて、「はい、あなたの『ぽん』はきれいに治りました」と、主治医に言われたとしましょう。あなたはどう思いますか。

――「良かった。『ぽん』は治ったんだ」と大喜びし、主治医に感謝すると思います。しかし「再発するかもしれない」という、一抹の不安は残るでしょうね。

どうして、そういう不安が残るかというと、それは、「なぜ、『ぽん』になったのか」という重要な問題について、医師や患者さんが気づいていないからです。「運が悪かった」と思うだけで、原因を知ろうとしないから、本当の解決策が見えてこないんです。だから、「本当に治ったのか」という不安感がいつまでたっても残ってしまいます。

今、日本で行われている手術は、内視鏡的切除や外科療法などにより「ぽん」を摘出する方法ですが、摘出する部分の範囲については、「ぽん」の進行具合により異なります。「乳ぽん」なら、乳房を片方切り取ることもあるでしょうし、あるいは、片方の半分や四分の一を切り取る、なんていう不自然な場合もあります。それが、どんなに不自然な傷跡を残したとしても、「命を失うより、まだいいじゃないか」という考え方が根底にあります。

手術をすれば、確かに「ぽん」はいったんなくなるかもしれません。しかし、本当の原因を除いたわけではありませんので、今度は別の部分が「ぽん」になる可能性も出てきます。同時に、手術のときには肉眼で見えなかった「ぽん」細胞が、やがて大きく育ってくるかもしれません。

――すると、またどこかで「ぽん」が発生する……。

そうです。再検査で新たな「ぽん」が見つかって、「『ぽん』が再発しましたね。早いうちに切り取らないと、命取りになります」と言って切除する。そんなふうに、結局は「ぽん」と治療の追いかけっこになってしまうのです。

もちろん、「ぽん」の種類や「ぽん」の進行具合によって、一回の手術できれいに完治することもあるかもしれません。けれど、人体の臓器は肝臓を除いて、元どおりに再生する機能を持っていません。一度、取り外されたらおしまいです。女性に発生する「子宮ぽん」や「卵巣ぽん」で、子宮や卵巣を丸ごと取ってしまうことは、将来、その女性が赤ちゃんを産むことを望んでいる場合、彼女の夢まで奪ってしまうことになります。また、「乳ぽん」で乳房を切除してしまったら、女性として心理的なストレスを、生涯抱えなければなりません。切除して、初めて臓器のありがたみがわかっても手遅れなんです。

――「胃ぽん」だからといって、胃を全部摘出してしまったら、食の楽しみもなくなりますし、ほかの臓器に負担がかかることになりますよね。

たとえば、あなたの自動車のドアが壊れたと想定します。あなたはきっと、車の修理屋さんに依頼し、新しいドアに付け替えてもらうでしょう。でも、壊れたドアを取り外したまま、「はい、修理が終わりました」と返されても、それで直ったとはいえませんよね。

「ぽん」の手術もこれと同じことです。「ぽん」が発生した臓器を丸ごと切り取り、「手術は成功しましたよ」と言われても、それが本当に治ったということになるのでしょうか。車のドアのように、新しい部品を付け替えることができればいいのですが、当然、人間の体はそんなに単純ではありません。一度、取り外した臓器を元に戻すことができないのであれば、安易に切除しないほうがよいことは明らかですよね。

――では、「手術で切除します」と病院で言われたら、どうすればいいんですか。

まずは、あわてないことです。数ヵ月で絶命するようなことはほとんどありませんので、本当に必要な手術かどうか、自分で納得できるまで調べてみることです。切らなくてはいけないものなのか、切らなかったらどうなるのか。セカンドオピニオンを求めて、ほかの病院へ行くのもいいでしょう。その際には、診療科を変えてみるのもいいと思いますし、自分で医学書などを読んで、勉強するのもいいでしょう。書店に行けば、医療関係の本もたくさん並んでいますから、それらの中から参考になりそうなものを探してみるのもいいかもしれませんね。

ただし、専門書は医師が書きますから、併せて、患者の体験談や遺族の書かれたものの両方をご覧になることをお勧めします。また「『○○ぽん』患者の会」という組織が全国にたくさんあります。インターネットで調べて、参考までに話を聞いてみるのもいいと思いますよ。

大切なのは、これは「あなたの命に関わる問題」だ、ということです。あえて誤解を恐れずに言わせてもらうなら、「ぽん」くらいで、自分の命を絶対に人任せにしないことです。


――次は、抗ガン剤について教えてください。抗ガン剤という名前から推測すると、「ぽん」に「抵抗する」「あらがう」という治療法でしょうか。


確かに「抗ガン剤」という名称は効果がありそうですよね。患者さんの静脈に注射する、あるいは内服すると血液中に入り、全身の隅々まで運ばれて、体内に潜む「ぽん」細胞を的確に見つけて攻撃し、すべて破壊してくれると期待してしまいます。医師に「『ぽん』が転移している可能性がありますから、『抗ガン剤』を使いましょう」と言われれば、「はい、お願いします」と言いたくなるネーミングですね。確かに、中には抗ガン剤がよく効く「ぽん」もあるのです。

しかし困ったことに、抗ガン剤の副作用はとても激しいんです。悪心、嘔吐、食欲不振、脱毛、神経麻痺、躁うつなど、複数の症状が次々と現れます。実際、私の父もこれらの副作用に散々悩まされ、結局、苦しみ抜いた末に亡くなりました。

なぜだと思いますか。抗ガン剤は分裂の速い細胞をめがけて流れていきます。それが本当に

「ぽん」細胞なら、それこそ「当たり」となるのですが、消化器官の表皮細胞や頭髪の毛根細胞などは、「ぽん」細胞以上に分裂が速いところですから、激しい嘔吐が起こり、頭髪がごっそり抜けてしまうことになります。

たとえばアメリカ軍がイラクをミサイル攻撃した際、一般市民にかなりの犠牲者が出ました。コンピュータ制御された最新のミサイルで、アルカイダの隠れ家をピンポイントで狙っても、まわりの民家に当たっています。このように、抗ガン剤は「ぽん」細胞と同じように分裂しようとする正常細胞を「ぽん」細胞と勘違いし、「面倒だから、みんな一緒にやっつけてしまえ」と、攻撃してしまうのですね。

――正常な細胞まで痛めてしまっては、体によいはずないように思うのですが……。

抗ガン剤は、ナチスドイツが使用していた毒ガス（マスタードガス）を応用したのが始まり、というのは有名な話です。現在でも、新薬の開発が熱心に行われています。

なぜなら、医師のガイドラインには、「ぽん」の治療法として「手術、抗ガン剤、放射線治療」の三つが示されていますから、現場の医師たちはそれに準拠しているわけですよね。つまり、保険適用という点からも、この方法しか認められていないということです。

でも、心ある医師たちは悩んでいるはずです。なぜなら、自分が投与する抗ガン剤で、目の前の患者さんたちがどんどん苦しんでいるのですから……。

――医療現場の医師たちに「あなたが『ぽん』になったとき、抗ガン剤を使用しますか」というアンケートをとったところ、ほとんどが「拒否する」だったと聞きましたが。

悲しい現実ですね。医師たちは少なくとも自分の愛する家族には抗ガン剤は使えないでしょう。

実は私の敬愛する、高知県にある土佐清水病院院長の丹羽靭負先生は、当時小学校二年生だった最愛の息子さんを、急性骨髄性白血病という血液の「ぽん」で亡くされているんです。「パパ、心臓が痛い、お腹が痛い、助けて、助けて」という息子さんの必死の訴えに対して、「私はまったく無力でした」と、『白血病の息子が教えてくれた医者の心』（草思社）に痛恨の思いを書かれています。その中に、「抗がん剤の副作用でわが子が苦しみぬくというこの世の凄惨な地獄絵を体験した私は、こんなことが二度とないようにという切なる思いで研究を重ね、やがて天然の生薬を活性化させる特別な加工方法を会得して、副作用の強い化学薬品をなるべく使わずに治療をおこなう独自の『丹羽療法』を確立しました」とあります。一念発起されて、抗酸化物質を活性化させた食品を考案されています。

また、環境問題評論家の船瀬俊介氏も、同様のアンケートを実施されて、「医者二七一人中二七〇人が、自らには抗がん剤は断固拒否」との回答に、かなり憤っておられます。このあたりは、船瀬俊介氏の『抗ガン剤で殺される』（花伝社）や『ガンで死んだら１１０番、愛する人は〝殺された〟』（五月書房）などに詳しく書かれています。
厚生労働省の専門技官が「抗ガン剤が、『ぽん』を治せないのは常識です」と言い放ってい
る、とのくだりには私も少々驚きました。
もっとビックリしたのは、「ぽん」細胞が抗ガン剤への耐性を身につけてしまうということ
です。一九八五年、アメリカ国立ガン研究所（ＮＣＩ）のデヴィタ所長は、「抗ガン剤を投与
しても、『ぽん』細胞はすぐに反抗ガン剤遺伝子（アンチ・ドラッグ・ジーン＝ＡＤＧ）を変
化させ、抗ガン剤を無力化してしまう」とアメリカ議会で証言しています。
みなさんは、院内感染という言葉をご存知でしょう。これはＭＲＳＡ（メチシリン耐性黄色
ブドウ球菌）といって、現在最強といわれる抗生物質メチシリンでも殺すことができない細菌
による病院内での感染症です。
黄色ブドウ球菌自体は非常にありふれた菌で、私たちの鼻や口のまわりの粘膜や大腸菌に存
在しています。これが食品内で増殖すると、エンテロトキシンという強烈な神経毒をつくるの
で、毒素型食中毒菌としても知られています。そこで殺菌効果の高い抗生物質を安易に使って
しまうと、ほとんどのブドウ球菌は死滅しますが、わずかに生き残ったブドウ球菌は、この抗
生物質に耐性を持ち、増殖してしまいます。それには、さらに強力な抗生物質が必要ですが、
これにもわずかに生き残ってしまうと、もっと強力な抗生物質を開発せざるをえなくなりま
す。そうです。いたちごっこが始まり、医療側がギブアップしてしまったのがＭＲＳＡです。

これと同様なことが、抗ガン剤を使用したあとの患者さんに起こってしまいます。「ぽん」が再発してしまうと、再治療の際にはもっと強力な抗ガン剤を使わざるをえなくなり、重篤な副作用でさらに苦しまなければならなくなります。

――抗ガン剤は、副作用ばかりが起きて「ぽん」を治すことができず、さらに、「ぽん」が再発すると、ますます副作用に苦しめられるということなのですね。

そのとおりです。

では、最後に、放射線治療についてみていきましょう。

放射線は、手術後に取り残しがありそうなところ、「ぽん」が転移する可能性のある部分やリンパ節に照射し、「ぽん」細胞をあらかじめ叩いておこう、という方法です。

抗ガン剤の副作用が全身で見られるのに対し、放射線療法は放射線を照射した部位のみ、症状が現れるのが特徴です。しかし、どれほど的を小さく絞ったとしても、「ぽん」細胞だけを狙い撃ちすることはできないため、周囲の細胞も巻き添えになることは避けられません。強烈な活性酸素を発生させることで「ぽん」細胞を叩こう、という皮肉な治療法ですから。放射線が通過した細胞は必ず遺伝子が傷つけられてしまいます。結局、将来の「ぽん」候補をつくっているようなものです。

特に深刻なのは骨への影響です。「ぽん」細胞を処理してくれるＮＫ細胞は、骨の中心部分の骨髄でつくられることが多いのですが、放射線が骨に当たることにより、この免疫細胞まで死滅させてしまうのです。

——活性酸素のところでも、放射線を浴びると活性酸素の放出量が増えるというお話がありましたね。

東京大学理学部の加藤邦彦先生によると、計算上、X線撮影で一・五日、CTスキャンで一五〇〇日、胃透視で五〇〇〇日分、寿命が短くなるとされています。

私たちが子どものころには、校庭にやってきたレントゲン車の中で、上半身裸になって結核に罹っていないか、一人ひとりレントゲン撮影されました。現在ではこんな危険なことは廃止されていますよね。

確かに、放射線治療は体の機能や形も温存できる治療法であるため、「切らずに治したい」という人には勧められるでしょう。

でも、「ぽん」は全身病であるということを考えると、放射線を当て、どんどん先回りして「ぽん」の行く手をふさいだとしても、結局、「ぽん」との追いかけっこになってしまう。体力を落とし、免疫力を低下させることが優れた治療といえるのでしょうか。

——ということは、今、日本で行われている三大療法は、すべて患者自身の免疫力を低下させ

てしまう方法でもあるのですね。

「ぽん」細胞を殺そうとして、これを処理してくれる大切なＮＫ細胞を殺してしまうという矛盾があるということです。私たちの体内のリンパ球の一五～二〇％はＮＫ細胞ですが、三大療法によって、この免疫細胞が減少してしまうので、治るものも治らなくなってしまいます。

さきほどの船瀬俊介氏の著書の中には、『『ぽん』の患者さんのうち、約八割が『ぽん』ではなく、『ぽん治療』が原因で亡くなっている」という衝撃的な報告もあります。

――えっ、八割が治療による死亡とは、あまりに恐ろしい数字ですね。

そうですね。抗ガン剤などの副作用が患者さんを苦しめているのは事実です。

米国連邦議会技術評価局ＯＴＡ（Office of Technology Assessment）が一九九〇年に発表したレポートでは、「抗ガン剤は強い発ガン性物質である」と示されています。つまり、アメリカでは公的に「抗ガン剤は効かないんだから、もう使うのをやめましょうよ」という声が上がっているのです。実際に、アメリカでは抗ガン剤の使用は近年、著しく減っており、逆に「ぽん」患者の救命率は上がっています。アメリカだけでなく、ヨーロッパでもそうした動きが見られており、抗ガン剤に代わる治療法として「代替医療」がメジャーな存在になってきました。

――代替医療とは、どういうものですか。

「代替」という言葉からもわかるとおり、「三大療法」の代わりに用いられる医療という意味合いで使われます。

具体的にいうと、中国の漢方薬や鍼、インドのアーユルヴェーダなどの伝統医学や、アロマテラピー、ホメオパシー、そのほかにも音楽療法などたくさんあります。もちろん食事療法も含まれます。

欧米では、近年、代替医療が活発な動きをみせていて、通常医療と代替医療の二つを掛け合わせた「統合医療」も一般的に用いられています。

日本でも、統合医療や代替医療を有効的に活用しようという動きがみられており、二〇一〇年、鳩山由紀夫首相が行った施政方針演説では、「統合医療の積極的な推進の検討」を掲げ、厚生労働省は統合医療への保険適用や資格制度の導入を視野に、統合医療プロジェクトチームを発足させました。これからは、日本でも注目を集める医療分野だと思います。

――代替医療は期待できるものでしょうか。

医療ジャーナリストの故今村光一氏は、「『ぽん』で助かるのは、医者から見放された患者か、医者を見放した患者」という名文句を残しています。なぜ、名文句たりえるのか。これは、決して医者に嫌味を言っているわけではなく、患者への奮起を促している言葉と思うからです。つまり、この奮起こそが「ぽん」に対する解答だと思えるからです。

実際に多くの人たちが、代替医療で笑顔を取り戻していますし、なかには完全に「ぽん」が消えたという話も聞かれます。しかし、これが「医者が治してくれる」と同じように「代替医療が助けてくれる」という気持ちのままなら、それがいくら良いものであっても、望ましい結果は得られないでしょう。

主治医から匙を投げられたか、あるいは、現代医療に見切りをつけた時点で、自分でなんとかしなくてはいけないと自覚し、「医者が治してくれる」という気持ちから、「自分で治そう」という気持ちへリセットされたからこそ、得られる結果といえます。

「自分でつくった『ぽん』は、自分自身で治す」という、この一点を見間違えてはなりません。

4　「ぽん」はあなたがつくったあなたの細胞です

――根本的に「ぽん」を解決するのは、自分自身であるということですね。

テレビで芸能ニュースを見ていると、「ぽん」になった有名人が「『ぽん』と闘ってきます！元気になって戻ってきます！」と、声高に宣言している様子を見ることがありますね。テレビの出演者は「頑張ってください」と応援しますが、その結果は必ずしも良いものばかりではありません。それは、なぜか？　彼ら、彼女らが「ぽん」と闘おうとするからです。闘うことは、「ぽん」を抑える免疫力を殺してしまうことに気づいていないのですね。同時に、「ぽん」と闘うということは、自分の命を主治医に預け、辛い副作用に耐えてみせるという闘いでもあるのです。

そもそも、「ぽん」はあなた自身の細胞。決して、体外から侵入した異物ではなく、敵視する存在ではありません。

「ぽん」は、体内で発生した活性酸素が火種となって発症したものです。そして、活性酸素を多く発生させるのが日常生活のストレスであることが判明している以上、「ぽん」は生活習慣病といえるでしょう。つまり、「ぽん」をつくってしまうライフスタイルを改めることが「ぽん」治癒の正道なのです。

あなたの細胞がわざわざ表面へ出て来て、「ちょっと、体に無理がかかっているよ、少しペースを落としたほうがいいよ」「そんなに悩んじゃだめだよ」と教えてくれているのだから、まずはその声に耳を傾けないと症状は治まりませんよね。「教えてくれてありがとう」というような感謝の気持ちを持てば、「ぽん」もすっと消えていきます。

逆に、耳を傾けるどころか「ぽん」を敵対視して叩いてしまっては、「どうしてわかってくれないのか」と、あなたにはっきりとわかる大きさまで、増大してしまうでしょう。

――「ぽん」も体の一部。決して闘う相手ではないということですか。

私は現在、全国の教室を飛び回っており、多くの受講生たちと一緒になって栄養学を中心とした「健康学」を学んでいます。時には、締め切りギリギリまで教材ができないこともあり、徹夜に近い状態でどうにか間に合わせ、当日を迎えることもあります。

そんな朝に限って、口のまわりによく吹き出物をつくってしまいます。数百人の前で講習しますので、本当に格好悪いのですが、「また、やってしまった」といつも頭をかいています。その原因がわかっているため薬もつけませんし、それをつぶそうとはしないのです。鏡の自分に向かって「申し訳ない」と心から謝ります。すると二～三日すればきれいに消えてしまいます。

また、これは数年前のことですが、右手の中指、爪の生え際に大きなイボができたことがありました。私は講習の際に手や指を使って説明することが多く、これまた非常に格好悪いので、悩みの種でした。そういえば、子どものころにもイボが何度かできた経験があり、当時、母親が塗ってくれた薬で徐々に小さくなっていったことを思い出したので、薬を買い、「早く消えてくれ」と毎日塗り続けましたが、一向に小さくなる気配がありません。しかたなく皮膚科に行って切り取ってもらおうと考えていた矢先のことです。新幹線の中で、安保徹先生の著書を読んでいると、「イボもストレスが原因」と書いてあるではありませんか。「へえ、そうなんだ」。

しばらくして、イボはきれいに消えてしまいました。

つまり、不調の原因がわかれば症状も消えるのです。体の不調は、体が無理して頑張り過ぎていることを教えてくれるものなので、本人がその状態に気づき、「ストレスが高まっている」と認識すれば、不調は役目を終えたとばかりに自然と消えていくんですね。

そういえばこんなこともありました。私は学生時代に吹奏楽部に入ってフルートを吹いていました。ご存知の方もいらっしゃるかもしれませんが、毎年、全国大会をめざしたコンクールが都道府県、さらには地方単位で行われます。当時は、すべての学校が共通の課題曲と、自校の特徴を表現できる自由曲の二曲を時間内に演奏し、順位がつけられ、代表校が選ばれるシステムでした。

その課題曲の中に、フルートのソロパートが何回かありました。どの学校のフルート奏者も同じメロディを吹くわけですから、責任は重大です。恐らくそのストレスのためでしょう、あるとき、右手の手首内側、親指の付け根の位置にガングリオンができてしまいました。これは、粘液物質がたまってできる袋状のこぶで、良性ですが一種の腫瘍です。かなり飛び出ますので、楽器を構えれば、結構目立ってしまいます。そのガングリオンは、結局、どうなったと思いますか。コンクールが終わり、「終わったぞ。もうこのメロディは卒業だ」と思っていると、自然に消えてしまいました。

――「ぽん」も理由がなくなれば、自然に消えてしまうということですか。

先ほどから、健康な人でも、一日あたり三〇〇〇～数万個の「ぽん」細胞が生まれている、という話をしていますね。ポンポン生まれて、ポンポン消えていくということから、「ぽん」細胞と私は呼んでいますが、前述の近藤誠先生は、これらに「がんもどき」というユニークな名前を付けられています。

「なんだか最近、体調が悪いなあ」と思ったら、それは「ぽん」細胞が体内で多く発生している証拠かもしれません。そんなときに健康診断でもあれば、たまたま「ぽん」を発見される確率が高くなるかもしれません。しばらくしたら、その「ぽん」細胞もNK細胞によって静かに消去される運命だったかもしれないのに、医師に、「ウーン。これは『ぽん』かもしれませんね」と脅されてしまっては、非常に大きなショックを受けるでしょうし、その強烈な心理的ストレスによって、「がんもどき」は本当の「ぽん」になってしまうかもしれません。

――心の状態次第で、「ぽん」が育つこともあれば、「ぽん」の芽が消えることもあるのですね。

安保徹先生は、「発ぽん」の原因として、「肉体的な無理が五〇％とすれば、心の悩みや葛藤などが五〇％と考えられる」とおっしゃっています。

そこで、『病気にならない免疫生活のすすめ』（中経の文庫）から、一部抜粋させていただく

と、

○考え込み、くよくよ悩む人↓脳腫瘍
○立って細かい仕事をする人↓舌ぽん
○よく喋る人↓咽頭ぽん
○夜更かし仕事、根を詰めて仕事している人↓肺ぽん、乳ぽん
○心配事を抱えた人↓食道ぽん、胃ぽん
○怒りや感情を抑圧する人↓肝臓ぽん
○寡黙な頑張り屋さん↓膵臓ぽん
○我慢の人↓腎臓ぽん
○やり手のビジネスマン↓大腸ぽん
○怒り癖のある人↓直腸ぽん、肺ぽん
○立ち仕事をする人↓白血病

という共通項がみつかります。先生は、「ある特定の感情が表れやすかったり、持っている性格によって、『ぽん』になりやすくなるということがあり、このような性格が表れるたび、体の中で一番弱いところがもっとも痛めつけられて炎症を起こします。続けているうちに、や

がてそこに『ぽん』が発生するという、悪循環に陥っていくのです」と書かれています。

したがって、「卵巣ぽん」「子宮ぽん」「精巣ぽん」なども同様に、ストレスによって血液循環が悪くなって発症したということになります。

そこで、私が以前から気になっていたことがあります。卵巣や精巣、乳房や肺、腎臓などのように左右に同じものを持つ臓器の場合です。私の場合もそうなんですが、どうして左の精巣に「ぽん」ができたのか。また、イボやガングリオンがどうして右手にできたのかという疑問です。乳ぽんでも、左になる女性もあれば、右になる女性もいますよね。

不思議なことに、科学的根拠に基づいて診断・治療しているという現代医学が、「ぽん」の成り立ちだけは「偶然に発症したもの」と考えていますので、「精巣ぽん」はタマタマできたといえば、シャレにもなりません。「結果に偶然はない」はずです。

安保徹先生はよく「体は間違いを起こさない」とおっしゃっています。さらにさきほどの「肉体的な無理五〇％、心の悩みや葛藤が五〇％」と言われることから、自然に導き出されるのは、「左脳と右脳」というキーワードです。

脳には左脳と右脳とがありますが、「左脳」は、思考や論理を司る〝人間的な脳〟、対して「右脳」は、五感を司る〝動物的な脳〟といわれています。その左右それぞれの脳から運動神経が下方に向かっていますが、延髄で二つの神経は交叉し、入れ替わりますので、体の運動は左右が脳と逆になります。たとえば、左の脳に梗塞を起こせば体の右側、右の脳であれば体の左側が動かせなくなることはご存知でしょう。

同様に、「肉体的な無理」とは「肉体的ストレス」＝「右脳」ですから、体の左側に「ぽん」が発生しやすいのでは、と考えることができます。

また「心の悩みや葛藤」とは「精神的ストレス」＝「左脳」なので、体の右側に「ぽん」が発生することが考えられます。

もちろん、体の歪みや仕事時の姿勢によって、左右のどちらか一方に重圧がかかり続けている場合は、この例ではありません。

私の場合、左に「ぽん」ができた当時は、疲れが心身ともにピークにあったと思いますが、どちらかというと体の無理のほうが続いていました。右手にイボやガングリオンができた時期は、精神的な要素が高かったといえます。

——なるほど、同じストレスであっても、体が負担を感じているか、あるいは、心の悩みが長く続いているかによって、「ぽん」が現れる場所も左右にも分かれるということですか。

何度も言うようですが「ぽん」を生み出したのは自分自身です。だから治せるのも自分です。

たとえば、「あなたは肥満だ」と言われたら、「先生、助けて！」と医師にすがりつきますか。ダイエットは自分でやるものでしょう。

焦らずに時間をかけ、生活習慣を変えることで肥満を解消していけばよいところを、明日は友達の結婚式で、好みのスレンダーな服を着たいからといって、お腹まわりの脂肪吸引を強引にやったら、体はどうなってしまいますか。その場はしのぐことができても、きっと、後から大きな影響が出てきてしまいますよね。

「ぽん」細胞も脂肪細胞も、時間をかけて大きくなっていったものです。それを一気になくそうとすることが問題なんです。「ぽん」の三大療法と、強引なダイエットは、全く同じことですよね。時間をかけて大きくなった「ぽん」細胞や脂肪細胞は、かかった時間分、ゆっくり元に戻せばいいのです。

安保徹先生は「『ぽん』は『治りやすい』」と明言されていますよ。

――「ぽん」が怖いと思うのは、偏った情報や誤ったイメージのせいで、実際は、恐れなくてもいいのだということがよくわかりました。

英語では、「ぽん」のことを“cancer”と呼びますが、これはラテン語の「カニ」と同じ綴りです。なぜ、そのような名前がついたかというと、「ぽん」とその周辺の血管や組織がつくり出す形状がカニに似ているからなのだそうです。

確かに、「ぽん」細胞を顕微鏡で見てみると、とても汚れた感じの不気味で怖い顔をしています。しかし、強面の人がすべて悪人とは限らないでしょう。人の善し悪しは見た目だけで判断できません。「いくら注意しても気づいてくれないあなた」に、ふくれっ面しているのが「ぽん」なのです。

分子生物学者である、筑波大学名誉教授の村上和雄先生は、「たとえ『ぽん』を発生させる遺伝子を持っていても、この遺伝子のスイッチがオンにならなければ、『ぽん』にならない」と話されています。

このスイッチをオンにしてしまうのは、自分自身です。間違ってスイッチをオンにしても、気づくことでオフに戻せばいいし、うまくこのスイッチの切り替えができない場合があっても、あわてることなく、NK細胞にあとを託せばよいのです。

笑みを絶やさず、いつも明るい気持ちで、常に体を温めながら、NK細胞の応援をしていればいいのです。そうすれば、逆に良い副作用が現れてきますよ。

――「ぽん」に対する認識が全く変わりました。ありがとうございました。

まずは、「ぽん」になりやすいライフスタイルと、心の持ち方から抜け出しましょう。もしも「ぽん」とわかったときでも決して命を他人に預けないこと。納得のいかない治療を受けないためにも、「ぽん」に対する正しい知識を身につけてください。

一度身につければ十分です。あとは「ぽん」のことを一切考えないことです。私自身、講習で話すときや、質問、相談を受けているときは別として、この本を書こうと決意するまで、自分が「ぽん」を持っていることを完全に忘れており、「ぽん」がどうしているだろうと考えたことはありませんでした。「ぽん」に対する気持ちは、全くの「無」です。

それから、次章でお話することですが、私たちの体は、食べたものでつくられています。心もまた、得られた情報からつくられています。食事や心の問題を置き去りにしている治療法は、根本的に、はずれていると思います。

そして、「ぽん」治療をしてくださる医師のみなさんにお願いです。

「先生がたのお仕事は、患者さんに自然に備わっている『治る力』を引き出してあげることにあると認識しています。医師であれば今の『ガイドライン』で『ぽん』が治せるか、治せないかははっきり分かっていると思います。

現行の保険の枠組みの中で医療を行うのはたいへんなことと十分に承知をした上で、あえてお願いしています。どうぞ『ガイドライン』だけに頼らず、知恵を出し、勇気と慈愛を持って、副作用のない、そして再発することのない治療法を考え出してください」

第3章

体は、食べたものでできている

1　健康と食べ物の関係

健康ってなんだろう

一九九〇年、「ぽん」の手術を終え、入院していたときのことです。

栄養学を教える立場にありながら、どうして今の私は、ベッドに横たわっているのだろうと、ずっと考えていました。栄養学は健康学でもあるからです。

確かに、仕事は猛烈に忙しくて、気づかないうちにストレスも溜まっていたのだと思います。体の不調に気がついても、ずっと放ったままにしていました。

結局、健康面で黄信号が灯っているということを、せっかく体が教えてくれていたのに、私はその声に耳を澄ますことができなかったのですね。だから、こうして手術を受けることになってしまったのだと思うのですが、それでは一体、この「ぽん」をはじめ、病気の本当の原因は何なのだろう？　ずっと、そんなことを考えていました。

人間にとって、健康は基本です。それでは、その「健康」とは何だろう？「ぽん」という病気について考える前に、まずは、「健康」について定義してみようと思いました。

もし、あなたが「『健康』とは何ですか」と質問されたら、どのように説明しますか。健康はあまりに身近で、当たり前のことだから、今までじっくり考えたことなど、ないのではないでしょうか。

「『健康』とは、『病気』ではない状態」という答はダメですよ。それなら、「病気」とは一体何かということになりますし、たとえば、病気とはいえないまでも、気だるくて何もやる気が起きないときや、長く立っているときが億劫なとき、朝起きるのが辛くていつまでも布団の中でごそごそやっているときなどは、本当に健康だといえるのか、ということになりますよね。

「健康」について、「病気」という単語を使わずに説明するのは、意外に難しいことなのです。

たとえば、世界保健機関（ＷＨＯ）は「健康」について、次のように定義しています。

健康とは、身体的、精神的および社会的に完全に良好な状態にあることであって、単に病気でないとか、虚弱でないということではない

これを読んで、素直に頭に入ってきましたか。「健康」という状態について、頭の中ですんなり思い浮かべることができたでしょうか。

正直なところ、なんとなくわかるような、わからないような感じがしますよね。「身体的、精神的に良好な状態」というのはわかるけれど、「社会的に良好」というのは一体、どういうことだかわかりづらいですし、結局のところ、「病気でないとか、虚弱でないということではない」と、うまくかわされてしまったような感じもします。

そこで私は、健康について、こんなふうに定義してみました。


「健康とは、活力がみなぎる状態をいう」。どんな状況にあっても、明るく、すばやく対応できること。

さらにいうなら、いつも前向きな考え方ができ、コミュニケーションも最良な状態であること。


どうでしょう。意味が伝わりましたか。

人間は、人とのつながりの中で生きています。決して、自分だけ単独で生きているのではありません。だから明るく、前向きな考え方ができることが大切であると同時に、他者とのコミュニケーションが最良な状態であることも必要なのです。

スムーズに他者と意思疎通を図るためには、いつでも精神状態が明るく、落ち着いた状態でなければいけません。そして、相手の気持ちを思いやり、その場に相応しい態度を取るためには、冷静な判断力と適切な行動力が必要です。いうなれば、このように心と体の状態が安定している状態こそ、WHOの定義にある「社会的に完全に良好な状態」ということなのですね。

それでは、一体どうすれば心と体を良好な状態に保つことができるのでしょう。

食べたものが、体をつくる

「私たちの体は、食べたものによってつくられている」。これは、子どもでもわかることで、「何を、今さら」と思う人もいるかもしれません。

ただ、第2章でお話したように、『ぽん』はストレスが原因です」と言われて「何を、今さら」と思いませんでしたか。「わかっているようで、わからない」。だから「ぽん」にもなるのです。そのため、当たり前の話を少し聞いてください。

私たちの体は、約六〇兆個の細胞でできています。そして、毎日何の変化もないようにみえますが、実は、細胞は一日に約一兆個の割合でつくり替えられているのです。

たとえば、脳や心臓のように、一生を通じてほとんど再生できない臓器や、骨のように再生に手間取るものもありますが、毎日一兆個もの細胞が生まれ変わっているという事実から計算すると、全身の細胞は約六〇日で新たに再生されていることになります。

ここで、みなさんに質問してみましょう。

その、私たちの細胞は、一体何からつくられていると思いますか。

はい、そのとおり。「食べ物」ですよね。

それでは、いい換えてみましょう。毎日一兆個もの細胞は、一体何でつくられているのでしょう。

正解は、食べ物の中に含まれていた、たんぱく質などの「栄養素」です。

体内の細胞は、たとえば皮膚の細胞、髪の毛の細胞、心臓の筋細胞、神経細胞、骨細胞など、すべてたんぱく質やミネラルなどの栄養素でつくられています。

毎日の食事として口に入れた食べ物は、胃や腸で消化され、最小単位の栄養素に分解されると、小腸から吸収されて血液に摂り込まれます。そして、血液に乗って体中の全細胞に届けられ、そこで新しい材料として細胞内の生命活動に使われます。そのように一つひとつの細胞が生き生きと躍動することで、私たちの体は健康を保っているのです。

私たちはこのように、物を食べたり、歩いたり、走ったり、仕事をしたりと、すべての細胞が、組織やさらには臓器として連携をとり合いながら、日常生活を送っています。

あなたは、職場ではビジネスマンとしての顔があり、家に帰れば父親や夫、または母親や妻としての顔が求められるなど、一人で同時に何役もこなしています。

多忙な日常生活の中では、ときには激しいストレスにさらされたり、無理をして頑張り過ぎたりすることもあるでしょう。そんなときでも、あなたの細胞は不平も言わず、あなたのために休みなくせっせと働き続けています。

あなたが楽しいときには、細胞も楽しそうに働いています。あなたが悲しいときには、細胞も沈んだ顔をして黙々と働いています。

そんな一つひとつの細胞に生き生きと躍動してもらうためには、あなたは、彼らに必要なだけの栄養素と酸素を、意識して送ってあげることが大切です。そのうえ、毎日一兆個の細胞が生まれ変わります。そのための確かな材料を送ってあげないと、まともな細胞はつくれませんよね。

「私たちの体は、食べたものによってつくられる」。とても単純な言葉ですが、いつも意識しておかないと、その結果は必ずあなたの体に現れてきますよ。

お菓子ばかり食べて、おかしな体になっては大変です。

あなたの細胞は、あなたの体は、あなたが口にした食べ物の中の栄養素でつくられているのです。

生きるために必要な、さまざまな栄養素を含むものが「食べ物」であり、その良し悪しが健康を左右する、とても重要なものであることがおわかりいただけるでしょう。

2　「食べ物」と「製品」

何でも食べられるからこそ、選ぶことが大切——あなたは本物がわかる人ですか

コンビニやスーパーの食品売り場には、いつでもずらりと食べ物が並んでいます。おにぎりもあれば、パンもある。調理されたおかずもあれば、デザートまで揃っていて、ちょっと贅沢なフルコースとして楽しめるほどバラエティに富んでいます。

そんなふうに、お金さえあれば世界中の食べ物が手に入る現代は、バナナやチョコレートがやっと手に届く時代に育った私には、まさに夢のような世界です。近隣国のように餓死する心配も、今ではほとんどありません。

でも、ちょっと待ってください。

あなたがコンビニやスーパーで手にするそれらは、本当の「食べ物」ですか。あなたが本当に「食べるべき物」ですか。

「食べ物」は本来、大自然からの恵みとしていただくものです。畑で育てられた作物にしても、海から引き上げられた魚介類にしても、人間に必要な栄養素をすべて含んでいます。大自然の生命そのものである栄養素は、同じ自然界で生きる生命体に共通のものです。私たちは、多くの命そのものを「いただく」ことで、命をつないでいるのです。

しかし、コンビニやスーパーなどで並んでいるものは、確かに大自然からとれた穀類や海産物などを原料にしているかもしれませんが、それらをバラバラに分解し、加熱しながらゴチャに組み替えて成型し、きれいにパッケージされたものがほとんどですよね。確かに、見た目は美しく、食べて美味しいかもしれないけれど、製造する過程で多くの栄養素が失われてしまうケースが大半です。

こんなふうにして作られる食品は、本当の食べ物でしょうか。私たちが毎日一兆個もの細胞をつくり変えるために、食べるべき物でしょうか。

目の前に並んでいる物が、すべて「食べ物」とは限らないということに、私たちはもっと注意しなければなりません。それらは「食品」ではなく「製品」です。工場で大量生産されるものと、なんら変わりはありません。

あれもこれも、実は同じ原料でできています

子どもたちや若者が好んで食べるスナック菓子やカップ麺、ファーストフードなど、コマーシャルで紹介された新製品が次々と市場に送り出されています。誰もがそれらを美味しそうに食べていますが、よく見ると、どの食品も原材料がほとんど一緒だということに気づきませんか。

多くの食品の材料は、小麦粉、砂糖、植物油の三つがベースになっています。それらが品を変え、姿を変え、あちこちで登場しているだけです。砂糖がしっかり入った甘いお菓子やスナック菓子、油で揚げればドーナツ。見た目は違いますが、みな、原料は同じですよね。「小麦粉」「砂糖」「植物油」。この三つに共通しているのは、何だと思いますかそうです。三つとも「精製されたものである」ということです。食品メーカーが、自然の食材から純粋なものだけを取り出した加工製品です。したがって、これらの存在基準は、栄養価値ではなく経済価値なのです。そのため、見た目に美しく、より美味しく、より製品寿命を延ばすための工夫がなされたものばかりです。

まず「小麦粉」は、より真っ白くして商品価値を上げるため、小麦を粉砕する際、胚芽と「ふすま」と呼ばれる皮の部分が除かれます。この除かれる胚芽には小麦が発芽するための脂質、たんぱく質、ビタミン、ミネラルなどの栄養素がぎっしり詰まっています。ふすまの部分も食物繊維が豊富に含まれているのですが、これが入ると製品の舌触りが悪くなるためすべて捨てられてしまいます。

それならば、「白米も同様ではないか。玄米から、胚芽や糠の部分が除かれてしまった白米に栄養価値などない」と言う人もいらっしゃると思います。しかし、白米は搗精《とうせい》といって玄米を搗《つ》くことで外皮を剥いだ粒状ですから、胚乳の中に微量栄養素は残ります。対して、小麦粉は製粉といって粉状になりますので、微量栄養素は完全に除去されてしまいます。

二つ目の「砂糖」ですが、これはサトウキビの茎を細かく砕いて汁を搾り、汁の中の不純物を沈殿させて、その上澄み液を取り出し、さらに煮詰めて結晶を作ります。最終工程を経てできあがった白砂糖であるグラニュー糖は、糖度九九・九七%と、他の栄養素を全く含んでいません。

江戸時代に、将軍徳川吉宗が琉球からサトウキビを取り寄せて、サトウキビの栽培を奨励しています。以来、わが国でも砂糖づくりが始められましたが、量的には少なく、高価な貴重品でした。私の子どもの頃には、神社のお祭りの出店で三〇センチくらいに短く切ったサトウキビを売っており、これをかじって、硬い筋の中から滲み出る甘味を楽しんでいました。昔の人たちもこんなふうにして甘味を摂っていたのかもしれません。

当時、わが家の台所にある壺の中には、いつも砂糖はしっかり入っていましたが、これは調理の際に使うもので、和菓子以外に砂糖の入っていたものの記憶がありません。安物の駄菓子にはサッカリンという食品添加物が使われていたころです。今日のように、あらゆる食べ物、飲み物に砂糖が投入されて、これほど大量に消費されている時代はありません。たとえば、一本五〇〇ccの清涼飲料水だけでも、約五〇～六〇グラムの砂糖や異性化液糖（ブドウ糖と果糖の混合液）が溶けています。

こんなにも大量の砂糖を毎日処理しなければならない体のほうは大変です。血糖値の急上昇、急降下を防ぐために、肝臓や膵臓が悲鳴を上げるのも当然でしょう。

三つ目の「植物油」。本来、油は生鮮食品と同じ「生もの」です。なぜなら植物から搾り出されたものですから、当然鮮度が問われます。空気に触れたり、光に当たったりしただけで酸化され、過酸化脂質として錆びて（腐って）しまいます。

私が子どもの頃には、油はすぐに悪くなるのが常識でした。大豆油は大豆を搾り、菜種油は菜種を搾り、サラダ油はサラダを搾る（これは冗談です）。当時は、商品にするには効率が悪く、すぐに酸化されて使えなくなる油を、好んで作る業者は多くはありませんでした。

これを一変させたのが製造方法です。搾るという「圧搾法」から、溶かし出すという「抽出法」に変わると、街の油工場はたちまち巨大メーカーに変身してしまいました。材料の品質を問題にしなくてよい、商品効率がよい、光に当たっても悪くならない魔法の油が誕生したのです。

ただ、その便利な油の中身についてあまり知られていません。実は、油を製造する工程の最後には、脱臭のために加熱が必要です。その温度が、二三〇〜二四五度と超高温なので、自然の「シス型脂肪酸」がねじれた形になり、細胞内の微調整ホルモンを狂わせてしまう「トランス型脂肪酸」に変化してしまいます。この「トランス型脂肪酸」を大量に含んだ硬化油である、マーガリン、ショートニングは、難病の一つである「クローン病」の原因ともいわれていますので、極力使用は控えて欲しいものです。

さらに高温加熱によりビタミン類のほとんどは破壊されており、また、非常に酸化されやすいという理由で、α-リノレン酸という健康維持のために必要な必須脂肪酸も除かれています。

そもそも、日本人が油を食用として使い始めたのは、江戸時代に入ってからのことです。歴史書の中に、こうあります。「元和二年(一六一六年)徳川家康は、堺の豪商茶屋四郎次郎の献上した、高級な榧《かや》の油で揚げた鯛の天ぷらを食べたために、食中毒で死亡した」。しかし実は、徳川家康は、「胃ぽん」か「食道ぽん」であったろうと医学史家たちはみています。

天ぷらは、江戸初期には、屋台などで売られた庶民の軽食でしたが、江戸後期には江戸前(関東)は香ばしい炒り胡麻油が、京大阪(関西)ではあっさりした綿実油が使われ、食文化の一翼を担っています。

当時、油は天ぷらを揚げるくらいにしか使われない貴重なものであり、現在のようにあらゆる食べ物に使用されている歴史は、これまで全くありません。だから、私たち日本人の体は、大量の油を処理できるようには設計されていないのです。ちなみに、あなたが食事を終えた後、使用したお皿を水だけで洗えるかどうか試してみてください。中性洗剤なくしては無理なのではないでしょうか。そのくらい目に見えぬ油が、知らぬ間に大量に摂取されていることになります。

大量の油が、一般の家庭に持ち込まれるようになったのはごく最近のこと。工業油と大差ない油を日常的に使っていては、健康に良くないことは明らかですよね。

何でも作り出せる添加物

「小麦粉」「砂糖」「植物油」の三つがベースになった食品に、さらに加わるのが「食品添加物」です。

食べ物に、手を加えれば加えるほど自然の食材からかけ離れていき、その都度投入されるのは食品添加物です。食品添加物と一口にいっても、食品を長持ちさせるために使う保存料や酸化防止剤、食品の風味をよくする甘味料や香料、食品の見た目を美しくする着色料などさまざまな種類がありますが、その多くが化学的に合成された物質です。

そこで厚生労働省は、食品添加物の安全性を評価するために、一般毒性試験、発がん性試験、変異原性試験、催奇形成試験などを行っています。

ということは、私たちは食べ物と一緒に、毒性や発がん性の危険がある化学物質まで、口に入れていることになるのです。

専門家は「大した量ではないし、厚生労働省の基準に沿っているから心配はない」と言うでしょう。また、それらの食品添加物の姿が目に見えないために、私たちは平気で口にできるのかもしれません。しかし、もし、食品添加物が食品に混ぜ込まれている様子がハッキリ見えたとしたら、ギョッとして、口に入れるのをためらうのではないでしょうか。

確かに、日本はとても湿気の多い国です。だから、そのまま食べ物を放置しておいたのでは、すぐに腐ったり、カビが生えたりしてしまいます。

その昔、日本人は食べ物を長持ちさせるために、いろいろな工夫を施しました。あるものは塩漬けや酢漬けにして腐らないようにし、あるものは天日で干して、カラカラに乾燥させたり、薫製にしたりしました。

現在では、ほとんどの家庭に冷蔵庫や冷凍庫が普及していますから、それほど、「腐る」ということに気を使わなくてもよくなりましたが、冷蔵庫が各家庭に広まったのは一九七〇年代のことです。それ以前は、どの家でも食べ物が腐らないように気をつかい、長く食べることができるよう、保存食としてアレンジしたりすることは、日常茶飯事でした。

一九八〇年代に入ってコンビニエンスストアが爆発的に増加。これにより、日本の食生活はガラリと様変わりしました。長い時間、売り場の棚に並べることができるよう、食品には、当然のようにさまざまな大量の食品添加物が加えられるようになりました。

たとえば、お母さんが子どもにお弁当を持たせるとき、お弁当にｐＨ調整剤や着色料などの食品添加物は入れませんよね。それは、子どもがお昼にお弁当を食べるということを、お母さんはわかっているからです。でも、コンビニやスーパーで売られている食べ物は、いつ、誰が、どんなときに口にするかわかりません。だから、どんなシチュエーションでも対応できるように、保存料などの食品添加物が加わるようになりました。

そういう意味で、食品添加物のすべてが良くないものだと決め付けることはできないでしょう。これは「安全性」と「便利さ」のどちらを取るのかという、消費者側の問題にもなってきます。

しかし、見た目を美しくするためや、味や香りで人を引き付けやすくするために加えられる着色料や甘味料、香料となると話は別です。

品質の悪い原材料にさまざまな食品添加物を加えれば「高級食品」に変えられますし、十分な熟成を経て作られる味噌や醤油のような発酵食品を、アミノ酸液にうま味調味料、人工甘味料、防腐剤、着色料を加え、短時間で作ってしまうことも可能です。

「食品添加物を組み合わせれば、何でも作れる」というのが食品業界の常識なのです。

たとえば、子どもや若い女性が大好きな「とろけるチーズ」。栄養士さんの中にも喜んで使う人も多いと聞きます。しかし、チーズがあんなに伸びるのはおかしいと、なぜ思わないのでしょうね。これを種明かしすると、ナチュラルチーズを細かく砕いて、ポリリン酸ナトリウムやクエン酸ナトリウムなどを加え、〝とろけ方〟を調整してあるのです。

また、みなさんが野菜サラダなどに振りかけるドレッシングやマヨネーズは、本物だと思いますか。本来、植物油と食酢でドレッシングが、さらに卵黄を加えるとマヨネーズができます。しかし、安物のハンバーガーに使っているマヨネーズらしきものは、実はマヨネーズでも何でもありません。添加物で乳化しただけのドレッシングです。そのうえ、材料である油や酢も化学的に作られた偽物で、添加物もしっかり入っています。

それから、加工食品やインスタント食品の味は、みな、よく似ていると思いませんか。なぜなら、それらの味までも食品添加物で作られているのです。「塩」と「うま味調味料」と「たん白加水分解物」さえあれば、どんな味でも組み合わせ次第ということです。

3 「生命素」の大切さを知る

「生命素」、摂れていますか?

人間にとって必要な栄養素は、食べ物から摂る物と、体内で合成できる物の二種類あります

生命の鎖の図

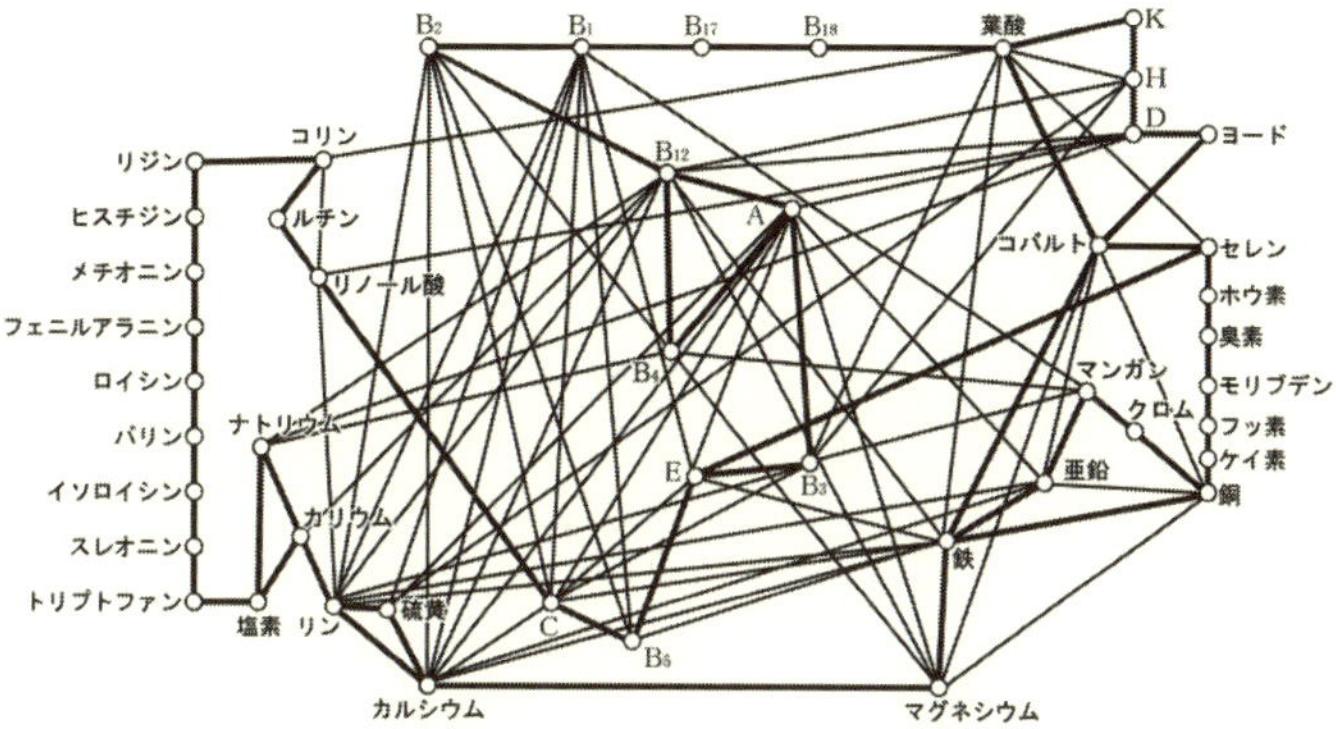

が、それらのうち、「体内で合成することができないため、必ず食べ物から摂らなければいけない」という物が、約五〇種類ほどあります。この栄養素は、「必須栄養素」と呼ばれていますが、私は、これらの五〇の必須栄養素が人間の生命を支えているのだ、という意味合いを込めて、「生命素」と呼んでいます。

上の図をご覧ください。ビタミンB群の一つであるパントテン酸の発見者としても有名な、アメリカのロジャー・ウィリアムズ博士は、これらの必須栄養素が互いに関連する性格を持つことから、「生命の鎖」と名付けました。

どのように、互いに関連するのか、彼の定義によると次のようにまとめられます。

1．必須栄養素に優先順位はない。すべてが必要不可欠のものである

2．どの必須栄養素が欠けても、代謝機能は低下す

る

3．一つの必須栄養素を大量に摂取しても効果はない。むしろ、マイナスに作用することもある

どういうことか、具体的に例をあげてみましょう。

たとえば、「生命素」の一つに「亜鉛」というミネラルがありますが、体内では主として骨、肝臓、腎臓、筋肉に存在しています。食品では、牡蠣にずば抜けて多く含まれており、小麦胚芽、豚レバーなど肉類全般、種実類などが続きます。これは、体の細胞が新しく生まれ変わる新陳代謝のときに欠かせないもので、不足してしまうと新しい細胞が十分につくられなくなります。

この亜鉛の重要な働きの一つに、「味覚を正常に保つ」というものがあります。本来、人間は、舌にある花のつぼみの形をした味蕾《みらい》の中の味細胞で味を感じています。味細胞の寿命はわずか一〇日間と短く、盛んに再生が行われており、亜鉛が不足すると若返りが阻止され、古い味細胞を使わざるを得なくなります。このように、味細胞は体の中でも特に新陳代謝が活発なため、亜鉛が不足すると真っ先に影響が現れて、味覚が低下してしまいます。

「タバコを止めると、食事が美味しくなる」と、聞いたことはありませんか。タバコを吸うと活性酸素が発生し、それを処理する消去酵素の材料として、銅、亜鉛、マンガン、セレンなど

の微量栄養素が優先的に使われてしまいます。そのため、味細胞の感度が鈍くなってしまうのです。

私も一日二〜三箱のタバコを一五年間吸い続けたことはお話しました。禁煙してからは、本当に食事が美味しくなったことを実感しています。もし、ヘビースモーカーの調理師さんや料理人さんがいたら、間違いなく料理の味は濃いでしょう。そして、その人は絶対に一流にはなれないことを、ここにお約束しておきましょう。

抗ガン剤の長期使用は、食事の楽しみをなくしてしまう

「ぽん」治療として、抗ガン剤や放射線療法を受けている人は、塩味を中心に味がわかりにくくなりますが、その理由もタバコと同じです。つまり、抗ガン剤や放射線は体内で大量の活性酸素を発生させるため、それを消去するために亜鉛が使われてしまい、味蕾の味細胞にまで亜鉛が行き渡らないのです。

このような人は、積極的に亜鉛を含む食べ物を摂るか、あるいはサプリメントなどを上手に利用して、亜鉛を補うようにしましょう。

消費者庁は「栄養機能食品」に次のような表示を許可しています。

・「亜鉛は、味覚を正常に保つのに必要な栄養素です」
・「亜鉛は、皮膚や粘膜の健康維持を助ける栄養素です」

・「亜鉛は、たんぱく質、核酸の代謝に関与して、健康維持に役立つ栄養素です」

このように亜鉛は、一〇〇種類以上の酵素に関わっているため、不足すると嗅覚障害や食欲不振、耐糖能の低下、皮膚炎、創傷治癒障害、慢性下痢、生殖機能低下、貧血、抗酸化作用の低下、催奇形性、精神障害などが起こる可能性も指摘されています。

ここで大切なのは、亜鉛が単独で機能するのではなく、他の必須栄養素と密接に関連しながら機能するということです。もう一度、「生命の鎖」の図を見てください。亜鉛から鉄、マンガン、銅、カルシウム、ビタミンAなど、たくさんの線が伸びていますよね。これは、それぞれがお互いに関連し合いながら、機能しているということを意味しています。そして、正常に機能するためには、それぞれの必須栄養素の比率というものも決まっています。だから、ある必須栄養素だけ突出して多過ぎても、少な過ぎてもダメなのですね。

「ビタミンAが不足すると夜盲症になる」「ビタミンB1が不足すると脚気になる」「ビタミンCが不足すると壊血病になる」など、ある特定の必須栄養素が不足したときに起こりうる症状について、知らない管理栄養士は一人もいません。

しかし、それらの必須栄養素が複数、関わり合う中で、一体どんな機能が生まれているかということについて詳しく知っている管理栄養士も、一人もいないかもしれません。でも、これだけは、知っていないといけないことがあります。

・私たちの体は、栄養素でつくられていること

・「生命素」は必要不可欠のものであること
・「生命素」が欠けると、代謝機能は低下すること
・「生命素」は食べ物でしか摂取できないこと

だから、もう少し、食べ物と真剣に向き合って欲しいと思います。

でも、「生命素」を毎日、過不足なく摂るのは容易ではないと思われるでしょう。それに、毎回の食卓で「この料理には亜鉛とビタミンB_1が多く、こっちにはカルシウムとマグネシウムが一〇〇グラムあたり何ミリグラム入っている……。あ、カリウムとビタミンCが足りない！」などと一つずつ考えていたら、せっかくの楽しい食事が台なしになってしまいますよね。栄養のプロである管理栄養士でも、こと自分の食事に関して、栄養計算しながら食べている人は一人もいませんから、どうぞご安心ください。

それでは、管理栄養士とみなさんは、どこが違うと思いますか。

それは、みなさんよりも、「生命素」をちゃんと摂れる食事を心がけて、実践しているだけのことです。

生きていくためのエネルギー

もう一つ、なぜ、「生命素」が重要なのか、という基本的な話をしましょう。

食べ物に含まれている栄養素のうち、糖質（これに食物繊維を含むと炭水化物）、脂肪（こ

エネルギー生成図

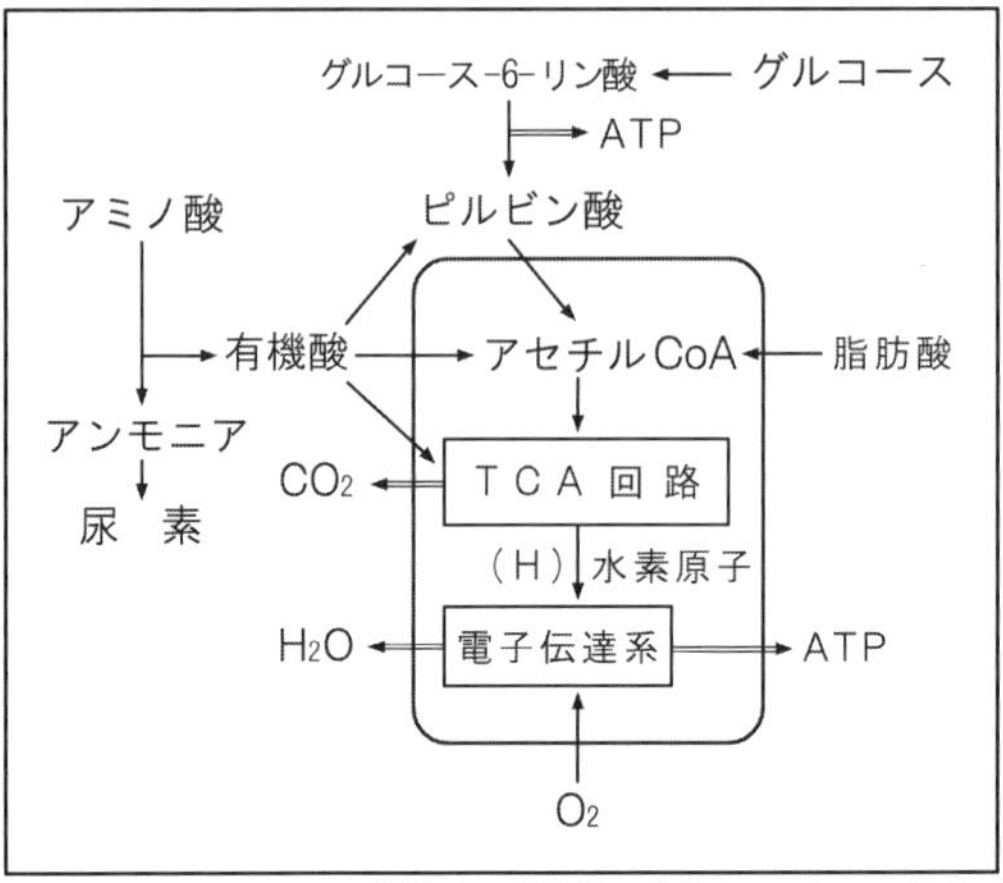

(外枠内：細胞質　内枠内：ミトコンドリア)

れにコレステロールなどを含むと脂質)、たんぱく質の三つを、「三大栄養素」といいます。これは、生きるために必要なエネルギー源であり、大量に摂取されるものです。これらの最小単位が、ブドウ糖、脂肪酸、アミノ酸であることは、すでに述べました。

私たちはエネルギーなくして生きていくことができません。そのために、六〇兆個のすべての細胞に、エネルギーを生み出す仕組みが備わっています。

第2章でも少しお話しましたが、図を用いて簡単に説明してみましょう。

まず、血液中の糖である血糖(ブドウ糖)は、エネルギー源として細胞に取り込まれます。それが細胞質ではピルビン酸になる過程で、二つのATP(エネルギーの充満したペットボトルのような運搬物質)が抜きとられます。ここは酸素の使えないところで、解糖過程といいましたね。

さらに、ミトコンドリアという発電所に入ると、水素を引き抜くためのＴＣＡ回路、さらにその水素からエネルギーを抽出し、ＡＴＰをつくる電子伝達系という特殊経路があります。ここは酸素を使う酸化過程なので、効率よく三六個のＡＴＰがつくられます。この発電所であるミトコンドリアは、一つの細胞に数百から数千個入っていることは、すでにお話しました。

このように、エネルギー源である一つのブドウ糖から、計三八個のエネルギー運搬物質ＡＴＰがつくられていくわけですが、そこにブドウ糖と酸素があればよいという簡単なものではないのです。この一連の流れをつくっているのが約三〇種類の酵素（たんぱく質とミネラル）と、その酵素を働かせるスイッチ役（補酵素）になるビタミン類です。この中の一つの部品が欠けてもエンストしてしまいます。

それから、細胞内に取り込まれた、第二、第三のエネルギー源である脂肪酸やアミノ酸にも、ＡＴＰを抽出するための酵素と補酵素が必要です。特に酵素や補酵素の材料には、「生命素」が大きく関わっており、それらの一つでも欠ければ、いくらエネルギー源を摂取したところで、エネルギー化できないのです。

そのため「生命素」が欠乏した食べ物からは、エネルギーは生まれないものとご理解ください。活力がみなぎるどころか、結果として、エネルギー不足を招き、疲れやすい、体力がないなどの症状を引き起こしてしまうのです。

特に第2章では、エネルギービタミンと呼んでいるビタミンB_1、ビタミンB_2、ナイアシンなどの補酵素が欠乏すると、「ぽん」細胞になる可能性があることをお話しました。また摂取したエネルギー源はエネルギー化されない分だけ、中性脂肪に替えられて貯蔵されるため、肥満を招いてしまいます。

何でも食べられる現代の栄養失調

少し専門的になりますが、糖質の最小単位であるブドウ糖などの単糖類は「生命素」ではありません。これらは体内で合成できるためです。同様に、脂質の最小単位である二〇種類の脂肪酸のうち、「生命素」である必須脂肪酸は二種類、たんぱく質では二〇種類のアミノ酸のうち、「生命素」である必須アミノ酸は九種類です。

エネルギー源であるブドウ糖や脂肪酸のほとんどが、「生命素」に入らないということを覚えておいてください。

医師や管理栄養士の中にも、エネルギーを重視するあまり、カロリー計算にこだわり過ぎて、「生命素」の存在を二の次にする人がいるのは残念なことです。このように健康のプロでも、基本を忘れていると方向性を見誤ってしまうのです。

たとえば、これほど食生活が豊かになり、その気になれば何でも食べられるというのに、どうして病人の数はますます増え続けるのでしょうか。血液検査・尿検査などで異常がないと言われても「なんとなく体調がすぐれない」という未病の人たちを含めると、その数は相当なものになります。

確かに、戦後、栄養の改善をスローガンに食生活も様変わりしました。おかげで栄養失調が原因で、死因別死亡率の第一位であった結核による死亡者数は大きく減少し、もちろん餓死する人もほとんどいなくなりました。

しかしその一方で、一般外科入院患者や一般内科患者の四〇～五〇％が、たんぱく質・エネルギーの低栄養状態ＰＥＭ（Protein Energy Malnutrition）にあることが、長寿医学研究所のビストリアン副所長らによって報告されています。また、老人ホームに入所している高齢者のうち四〇～八五％が、そして、自宅で暮らす高齢者のうち五～一二％がＰＥＭであるともいわれています。

どうして、これほど世の中に食べ物が溢れているのに、栄養失調なんていう状況が起こるのでしょうか。

医師や管理栄養士のいない病院はありません。その国家資格を持ったプロたちが担当している患者さんの四〇～五〇％が、たんぱく質・エネルギーの低栄養状態ＰＥＭである、という不名誉な数値は、いったい何を言わんとしているのでしょう。もしかしたら、「たんぱく質が足りない、エネルギーが足りない」と額面どおりに受け取って、「もっと良質のたんぱく質を摂りましょう」「エネルギー量をもっと増やしましょう」と頑張っているのかもしれませんね。

しかし、それでも低栄養状態が改善されないのはなぜでしょう。

もうおわかりですよね。食べ物は摂っていても、その中に必要とされる「生命素」が少なければ意味がないということです。

食べ物の中に必要な栄養素が入っていなかったら、それは「食べる」という本来の意味からはずれてしまっています。「栄養」とは、食べ物によって健康を維持することをいうのです。「栄養」という漢字をご覧ください。「栄」とは健康のこと、「養」は羊（食べ物）と食（人に良い）と書きます。つまり、「栄養」とは、「人に良いものを食べることによって健康を維持すること」なのです。したがって「栄養学」は「健康学」でもあります。

どうして、病気の患者や高齢者に栄養失調が多いかというと、もともと食べる量がそれほど多くないからです。「生命素」が欠けている物を少ししか食べないのであれば、栄養失調になってしまうのも当然ですよね。

生活習慣病は「生命素」の過不足病

近年、ますます増えている生活習慣病ですが、これは「生命素」のうち、なんらかの必須栄養素が多過ぎたり、不足したりして、代謝不良を起こしている状態を意味しています。

さきほど紹介した、ロジャー・ウィリアムズ博士の「生命の鎖」の定義をもう一度、よく読んでみてください。

1．必須栄養素に優先順位はない。すべてが必要不可欠のものである
2．どの必須栄養素が欠けても、代謝機能は低下する
3．一つの必須栄養素を大量に摂取しても効果はない。むしろ、マイナスに作用することもある

二番目に、ちゃんと答が書いてあるでしょう。

そうです、「生活習慣病」は代謝の機能低下症なんです。「メタボリック症候群」で注目されている、「肥満」「糖尿病」「脂質異常症」「高血圧症」はもちろん、この本のテーマである「ぽん」も、すべて代謝疾患によるものなのです。

一部の医師や管理栄養士の中には、これらは単純に食べ過ぎによるものとみて、「カロリー(正式にはエネルギー量)を減らせ」と声高に主張しています。「食べる量を減らせ」「炭水化物を減らせ」「コレステロールを減らせ」「食塩を減らせ」と、まるでピントはずれのオンパレードです。

彼らは専門家ですから、たとえば、亜鉛やクロムが欠乏すると「糖尿病」になることは知っているのです。「亜鉛はインスリンの構成成分であること」「クロムが欠乏すると、耐糖能異常をきたすこと」を知らない人はいません。

それにも関わらず、栄養指導では、「身長から個々人の標準体重を求めてエネルギー量を計算し、そのエネルギー量を『理想的な栄養バランス』ＰＦＣ比、すなわち、たんぱく質(Protein)一五％、脂質（Fat）二五％、炭水化物（Carbohydrate）六〇％に配分し、それに見合った数値の食品に置き換えて、食べ物を摂りましょう」とやっています。

何か不思議に思いませんか。「これこそがエビデンスである」「理想的な栄養バランスである」と、何の疑問を持つことなく患者さんに指導しているだけで、結局、病気の根本を真正面から捉えてはいないのです。それどころか、安易に薬で血糖値のコントロールをしようとしているため、いずれ副作用に苦しむことになるでしょう。どこかで見たような風景ではありませんか。そうです、「ぽん」の治療とよく似ていませんか。

話を元に戻しましょう。それでは、どうすればよいのでしょう。

もちろん、「あなたは、これと、これと、この必須栄養素が足りませんよ、だから生活習慣病になっているんですよ」と、きちんと不足栄養素を指摘することができれば話は簡単かもしれませんが、前述したとおり、「生命素」は複数の必須栄養素が複雑に絡み合っているので、「不足している必須栄養素はこれだ」とはっきり示すことが難しいのは当然です。

なぜなら、一見矛盾するようですが、ここまでの話は「生命素」という、体内に摂り込まれた、目に見えないものをベースにしてお話しているため、どうしてもややこしくなってしまうのです。

したがって、本当の意味で健康な生活を送りたいなら、「生命素」を過不足なく摂れる食習慣へ変えていけばよいだけのことです。そのためには、ただ単に食べる量を増やしたり、減らしたりするだけではなく、食べ物そのものを変えていけばよいのです。

生活習慣病の患者さんたちは、「生命素」のバランスの良くないものを毎日、習慣的に摂っているために、調子を悪くしてしまったのです。彼らに足りないものは亜鉛かもしれない、クロムかもしれない。大雑把な表現だけれど、何らかの必須栄養素が足りていないから代謝が狂って調子を落とし、病気と診断されてしまったわけでしょう。

だから、答は簡単です。代謝を狂わせた食べ物から、「生命素」を含む物に単純に変えればよいのです。「量の問題」ではありません。「質の問題」です。

たとえば、「あなたは、今まで食べ過ぎですね。三〇〇〇キロカロリーを一六〇〇にしてください」と言われて、「はい、わかりました！」と、ハンバーガーを毎日三つ食べていたのを二つにしたところで、ますます「生命素」が不足してしまいます。

4　何を、どう食べるべきなのか

栄養士の食事も実際は……

健康であるためには、「生命素」を含んだ食べ物をきちんと摂り、体の中でしっかりエネルギーを生み出すための食べ物へ変えることが大切ですが、その前に食べ物に対する考え方を変える必要があります。

私は通常、管理栄養士を目指す栄養士の方々を対象に受験指導を行っていますが、その教室でも、昼の食事風景はずいぶん様変わりしました。以前は、手作りの弁当も多かったのですが、今は、途中で買ってこられるコンビニのものばかりです。若い人たちはサンドイッチ、ハンバーガー類が断然多い。それから、コンビニ弁当、おにぎり類、カップに入った野菜サラダ。

飲み物は、年配の人はお茶が多く見られますが、若い人はペットボトル入りの清涼飲料水や、紙パック入りの野菜ジュース、缶コーヒーなど、色とりどりです。食後に果物を食べている人も中にはいますが、どの机の上にも、スナック菓子やチョコレートがしっかりと乗っています。

また、私は大学でも講義していますので、管理栄養士の卵たちと一緒に昼食を摂ることもありますが、食事内容は先ほどの栄養士と同様のものか、あるいは、大学ではお湯が使えるのでカップラーメンを食べている学生が多いですね。それから、食べることが好きで食物栄養科に進学した学生も多いので、スナック菓子やカップ麺、清涼飲料水などを中心とした新製品の話には花が咲いています。

このように、すでに栄養士として仕事に就いている人、また、管理栄養士をめざして大学でしっかりと栄養学を学んでいる学生たちの実際の食事がこれですから、少々へこんでしまいます。

中にはもちろん、手作りのお弁当と、ポットに入れたお茶を楽しんでいる栄養士や学生もいますが、本当に少数なんです。

栄養士の場合は、自分で作った献立表に沿って、給食施設で調理された物を食べていますから、教室の食事は習慣的なものではないでしょうが、学生たちは定食などを食べられる学食や食堂を利用しない限り、これが日常化した昼食メニューといえるでしょう。どちらにも共通していえるのは、「スナック菓子」「チョコレート」「ペットボトルに入った清涼飲料水」などです。

栄養学になじみ深い栄養士や学生でさえこのような状態ですから、栄養学を勉強されていない大多数のみなさんにとっては、食べ物次第でいつまでも若々しく、健康が維持できることもあれば、その反面、体調がおかしくなることもあるということは、意識の中にないのかもしれませんね。

「それではおまえさんは、いったい何を食べているのか」と言いたそうなあなたにお答えしておきますと、私が講習の合間に昼食として食べるものは、コンビニで買った、添加物の種類の少ないおにぎり一～二個（たまに巻き寿司）と、ペットボトルに入った水を一～二本です。あとはたまに特定保健用食品マークのついたY社のSというヨーグルト。たったそれだけです。

朝の九時三〇分から、午後四時三〇分まで喋り続けていますが、これで十分なんです。

ただし、宿泊ホテルでの朝食は和定食、またはバイキングであることが多いのですが、しっかりと食材をチョイスして食べています。したがって昼食はあまり食べる必要を感じないんです。これが私にとって、何十年も続けてきた昼食の食習慣といえるでしょう。

もちろん本部のある広島の事務所の昼食では、おにぎりだけではありませんが、そんなにひどいものは口に入れていません。たまにカレーや丼物を食べたとしても、家庭での朝食や夕食で、十分に「生命素」のカバーができています。勤務時間中も温かいルイボスティーや生姜湯などで、ちょっと息抜きすることもありますが、それ以外、お菓子などを口にすることはほとんどありません。

これは、第4章でお話します「健康サイクル」を提唱する人間として、極力、体に必要のないものは口にしないだけのことです。

体の声を聞いてみよう

人生は長いながい道のりです。描いていた夢をやっと実現したころに、体が壊れてしまって、薬漬けの生活になってしまっては、泣いても泣ききれないでしょう。

少なくとも、一日三回は食事をしなければならないのなら、ほんの少し、あなたの口に入れるものに気をつけてみてください。二週間後、一ヵ月後には目に見えて体調が変わります。一年後、五年後、一〇年後には確実に結果が異なってきます。きっと、あなたのイライラ、憂うつ感、気だるさなどが、少しずつ消えていきますよ。

これまで、ハンバーガーとフライドポテト中心のファーストフードばかり食べていた人は、同じファーストフードでも、丼物やカレーなどの、ごはん類に目線を変えてみてください。そして同じ注文するなら、定食類に意識を向けてみましょう。

コンビニのお菓子を食事代わりにしている人は、せめてその半分をおにぎりに変えてみましょう。そして、おにぎりを買うのなら、表示してある添加物の種類が一つでも少ない物を選んでみましょう。

口寂しさにスナック菓子を買うのなら、ナッツ類や海藻類などから作られた物に目を向けてみましょう。甘い物が欲しくてケーキを買うのなら、和菓子にも挑戦してみてください。また、乾燥果実もいいでしょう。

干からびた野菜サラダに、原料不明のマヨネーズやドレッシングを振りかけて食べるのなら、バナナ一本に変えてみてください。清涼飲料水を飲むのなら、その半分は牛乳か、お茶または水にしましょう。

何度も言うようですが、「私たちの体は、食べたものでつくられている」。これはまぎれもない事実ですから、あなたにしか、あなたの健康は手に入れることができないのです。

人間の体というものは、とてもよくできていて、「生命素」が足りないときは、脳が「栄養素が足りないぞ」というシグナルを出してくれます。たとえばあなたが、ハンバーガー、フライドポテト、コーラがセットになったバーガーセットをたらふく食べたとしましょう。「もうお腹いっぱい」という満腹感は得られますが、しばらくすると、何か物足りなく感じるかもしれません。

脳は、食べ物が入ってくれば、当然、「生命素」も入ってくるもの、という認識を持っています。それは、人類の長い歴史を通して、脳に刻み込まれた記憶のようなものなのですが、「生命素」が全然足りていないお菓子やファーストフードなどばかり食べていると、脳が「おい、『生命素』が足りないぞ」という合図を送ってくれるのです。

でも、脳はどの「生命素」が足りないかということまでは教えてくれません。本来なら、人間がそのシグナルを感性で察知して、「ああ、お菓子ばかり食べてしまったからな。それじゃ、夕食は焼き魚定食にするか」とすればいいのです。しかし、毎日お菓子だの、ファーストフードばかり食べていると、そういう感性まで鈍ってしまうのです。満腹感と満足感の違いに気づくことができなくなっているのですね。

その結果、「また、食べたくなっちゃった」となってしまいます。食べ物に対する意識が低いとか、食べ物の選択範囲の狭い人は、そこでまた同じ物を続けて食べてしまうわけです。これでは、欠けている必須栄養素はいつまで経っても不足のままですし、「生命素」の偏りは、ますますひどくなってしまいます。

「カラリー食品」の落とし穴

私が創った言葉で「カラリー食品」というものがあります。

これは、何のことだかわかりますか？　「カロリー」と、からっぽの「カラ」を合わせた駄洒落です。つまり、カロリー（エネルギー量）自体は高いけれど、「生命素」がほとんど含まれていない食品のこと。代表的なものは、甘いお菓子や清涼飲料水、カップ麺などです。一般に「ジャンクフード」といわれているもののことで、ジャンクとはがらくた、屑という意味です。

一日に必要なエネルギー量は、物を食べることで維持することができます。それがたとえインスタントラーメンだとしても、一応、エネルギー源を補給することはできるでしょう。

しかし、そこには体内でエネルギーを生み出すために必要な必須栄養素、ビタミンＢ群（B_1、B_2、ナイアシン、B_6、B_{12}、葉酸など）が含まれていないため、エネルギー源は十分摂っているのにちっとも体が動かない、だるい、という症状が出てしまうのです。

果たして、このような生活が「健康」といえるでしょうか。

思い出してみてください。私たちが「健康」の定義としているものは、「『健康とは活力がみなぎる状態をいう』。どんな状況にあっても、明るく、すばやく対応できること。いつも前向きな考え方ができ、コミュニケーションも最良な状態であること」でしたね。カラリー食品ばかり食べていては、このような健康の条件を満たすことができません。まさに、「お菓子の食べ過ぎで、おかしな体になってしまう」というわけです。

「カラリー食品」はどうして良くないのでしょうか。

先ほど述べたように、多くが、精製した小麦粉＋大量の砂糖（または異性化液糖）＋粗悪な油＋食品添加物で作られているからです。「生命素」のない食品は、食べるに値しないものです。

たとえば、「疲れたら甘い物が必要だ」と言われています。確かにそのとおりですが、だからといって「カラリー食品」を食べてしまっては逆効果です。

そもそも、疲れはビタミンB群が不足することによって起こります。筋肉細胞ではビタミンB群が不足すると、食物から摂ったブドウ糖が細胞内の発電所であるミトコンドリアに入れないため、解糖系でエネルギーを作らざるを得なくなります。この解糖系では疲労物質と呼ばれる乳酸が多量に発生してしまいます。つまり、慢性的な肉体疲労感、やる気が出ないという症状は、このようにエネルギー生成不足のうえ、さらに発生した乳酸が原因なのです。

それなのに、「甘い物がよい」といって、ビタミンB群の全く入っていない、精製した小麦粉や精製された砂糖、製造工程で全ビタミン類を壊した植物油などから作られる「カラリー食品」で、本当に疲れが取れると思われますか。

人間の脳は、疲れたときには自然の果物を要求しています。長い人類史を想像してみてください。過去、甘みと言えば果物で摂るのが一般的でした。そして、もし、人工の物を望むなら、米を発酵させた甘酒のようなものがよい、と思える感性が必要なのです。

甘い物は嗜好品として、「ちょっとした息抜き、心の栄養になるではないか」という声があるかもしれません。確かにケーキやチョコレートを、たまに食べることまで否定しません。ただし、習慣的な食べ物ではないと仮定してのお話です。

もし、これが毎日のことであれば、まともな食生活を送れていないことは誰の目にも明らかでしょう。

最近では、このような「カラリー食品」が日常的な食事の代わりになっている家庭が多くなっていると聞きます。

朝ごはんをちゃんと食べる子どもは、家庭環境もしっかりしていると考えられます。親がきちんと朝早く起きて子どもにご飯を作り、食べさせていれば、それは、子どもの体に十分な栄養素を補給してあげるというだけではなく、精神的にも親子のつながりが生まれていることになるからです。

幸せで充実した家庭であるかどうかは、一家団欒の食事でわかります。一つの鍋をはさんで会話が踊る家庭では、子どもたちの心も安定しています。食事をとおして心が通じあえる家族に、人間関係のトラブルはありません。

しかし、子どもが起き出しても、まだ親が布団の中でゴロゴロしていて、子どもが出かけるときになっても、「行ってらっしゃい」と布団から顔を出して見送るようでは、子どものメンタル面での成長に大きな陰を落としてしまうのは当然ですよね。食卓にはインスタントラーメン、スナック菓子、菓子パンなどが散乱し、それぞれが勝手に何かを食べて出かけていく家庭。冷蔵庫には数々の清涼飲料水が並び、冷蔵食品、冷凍食品、アイスクリームがぎっしりと詰まっています。特に子どもが何を食べようが、どんな食べ方をしていようが全く気にしていない家庭では、やがてその子どもが親になったとき、今度は自分の子どもにどんな物を食べさせるのか、将来が不安になってしまいます。

このような家庭が少しでも減少することを願い、「もっと台所に栄養学を」と推し進めていくことが大切です。

ストレス時代の食事とは

第2章でもお話ししましたように、ストレスが現代人の健康に対し、いかに大きな影響を落としているかおわかりいただいたと思います。それでは一体、ストレス時代を生き抜くために、私たちはどのような食事を摂ればよいのでしょうか。

私は管理栄養士対象の講習では、『ストレス』という言葉を使わないで患者さんと対応しなさい」と言っています。必要なときには、「心身侵襲性症候群」という、思わず舌をかみそうな造語を使って患者さんに栄養指導するよう教えています。

もし、あなたが管理栄養士から栄養指導を受けている際に、「あなたは心身侵襲性症候群ですね」と言われたら、「え？　何ですか、それは？」と聞き返しますよね。そこで、管理栄養士に「これこれ、こういう症状が起きていて……」と説明されると、「それってストレスのことですか」と、自分で自分のストレスに気づくのではないでしょうか。

これがもし、始めから「あなたの病気の原因はストレスですよ」と言われてしまったら、あなたはきっと、「わかっていますよ、そんなこと」と安易に答えてしまうかもしれません。それでは自分で原因を探そうとはしないでしょう。結局、ストレスとは、他人に言われて気がつくものではなく、自分で気づかなければ解決できないということなのです。

人間の心や体でストレスを感じると、副腎皮質からコルチゾールというホルモンが分泌されます。これまでも何度か登場していますが、コルチゾールは「ぽん」細胞を処理してくれる正義の味方NK細胞の天敵で、これを動けなくしてしまうものです。

これだけ読むと、コルチゾールはなんて悪い奴なんだ、という印象を受けますが、実はこのコルチゾールも、「抗ストレスホルモン」として、ストレスに対抗してくれているのです。そして、このホルモンの合成に欠かせないのが、コレステロールとビタミンC。そう、あの、何かと悪者にされがちなコレステロールです。

副腎皮質ホルモンは、「ステロイドホルモン」の一つです。このステロイドとは、コレステロールの仲間という意味があり、コレステロールを材料としてコルチゾールが合成される際に、ビタミンCがどんどん利用されます。

特に、ストレスが多い人ほど、材料であるコレステロールと、抗ストレスビタミンといわれるビタミンCが十分にないと対応できなくなります。

このコルチゾールは、体たんぱく質を分解して血糖に変えることで、ストレスに対応しようとします。その壊されていく体たんぱく質を、良質のたんぱく質で補充してあげることが必要です。少量で必須アミノ酸をすべて含むものは、卵、魚、肉類ですから、動物性食品を全く摂らないほうがよい、という一部の専門家の意見には賛成できません。

「素食」が命の素になる

それでは一体、私たちは日々の食事で何を食べればいいのでしょう。毎日、どんなことに気をつければ、きちんと体に必要な「生命素」を摂ることができるのでしょうか。

食事は毎日のことですから、逆にストレスになるようなことがあってはいけません。しかも、何かと多忙な現代人ですから、食事はできるだけ簡単に、負担にならないよう、システマティックに準備したいものです。

私が普段の食事で気をつけているのは、「素食《そしょく》」です。

一般的に、「そしょく」というと「粗食」の漢字を当てますね。ですが、私はこの食事こそ命の「素（もと）」になるべき「生命素」を摂取できるものだと考えて、「素食」という漢字を提案しています。

「素食」とは、わが国の伝統食である「和食」に、肉類や乳製品をうまくミックスした、和洋折衷の食事をいいます。決して戦前や戦後の復興期までの食事ではありません。「肉や乳製品を意識して摂らない粗食」でもなければ、「玄米菜食中心のマクロビオティック」でもありません。

主食を「米」に置き、多様な副食「大豆製品、季節の野菜、海草、乳製品、肉、魚」を組み合わせたもので、今よりも穀類の割合を少し多く、乳製品、肉の割合を少し抑えたものです。

食事に関心が薄い家庭では、手軽なパン食中心で、肉類や乳製品など、動物性偏重の食事になっています。食物繊維を含む豆類、野菜類はほとんどなく、消化がよく、食べやすい食品や加工食品ばかりが並んでいます。

野菜といえば野菜サラダとばかりに、マヨネーズやドレッシングをたっぷりかけて食べる。これではまるで油を飲んでいるようなものです。そしてなによりも調理の簡単な、油を使った揚げ物、炒め物が食事の中心となっています。

たとえば三〇代、四〇代の女性に「乳ぽん」が増えています。「乳ぽん」の原因と知られている、「高脂肪、低食物繊維食」は、まさしくこのような食事であることを、よく覚えておいてください。

さて、「素食」によって「生命素」が摂取できなければ意味がありません。そこで気をつけるのは、できるだけ「全体食」を摂ることです。全体食とは、文字どおり、食べ物を丸ごと食べる、という意味。つまり、魚であれば頭からしっぽまで丸ごと食べるのがよく、大根やにんじんなどの根菜類は、地上に出ている葉っぱの部分も一緒に食べるほうが、必要な「生命素」を残さず摂取することができるということになります。

スーパーに行けば、魚の切り身が売られています。そのまま煮たり、焼いたりすることができますし、調理するにはとても便利です。しかし、いつも切り身だけ食べていたのでは、たとえば、魚の骨や内臓に含まれる栄養素はいつまで経っても摂ることができません。結局、摂取できる栄養素に偏りが出てしまうのです。その点、切り身ではなく、頭からしっぽまで一匹丸ごと食べれば、魚の持つ「生命素」をまんべんなく吸収することができますよね。

しかし、丸ごと食べるには、まぐろやかつおなどの大型魚では到底無理です。そう考えると、煮干しやめざしなど小魚類を丸ごといただく方が、全体食という観点から考えれば理に適っていますし、小魚であれば、一度に何匹も食べることで、摂取量を増やすことができます。小エビ、貝類なども「生命素」をしっかりもった全体食です。

「全体食」という観点からすれば、豚肉や牛肉よりも、小魚を食べるほうが良いということがわかると思います。今でも沖縄県では、豚を丸ごと解体し、頭も、耳も、内臓も、さらには足やしっぽまで、全部いただくという食文化があります。これは全体食の考え方からすると、非常に良い食べ方ですが、一つの食べ物を丸ごと食べるということからいえば、「肉類よりも魚介類」のほうが現実的です。

皮付きの芋にも、丸ごと一匹の魚にも、そこには生命が存在しています。たとえば、白米に水を与えても芽は出ませんが、玄米に水を与えると芽が出てきますよね。また、芋も皮をむいてしまうと芽は出ませんが、皮付きのまま土に植えればちゃんと芽が出てきます。魚も、海や川で泳いでいたそのままの姿を丸ごといただくわけですから、その中にはちゃんと生命があるのです。

つまり、玄米も、皮付きの芋も、小魚も生きているということです。私たちが食べるということは、その食べ物の持っている生命力（「生命素」）をありがたくいただくことなのです。

食べ過ぎない、食べ続けない

そもそも、人間には「飢餓本能」というものが備わっています。

それは、人類の長い歴史の中で、「飢餓」という苦しみに耐える時代が長かったため、本能的にエネルギー源を脂肪に変え、体内に蓄積しようとする傾向があるからです。

しかし、現代社会は飽食、美食の時代です。一部の国や地域を除いて、飢餓状態に陥ってしまうことは、ほとんど考えられなくなりました。そのかわり、新たに直面しているのが「食べ過ぎ」の問題です。

美味しそうなものが目の前に並んでいれば、手に取りたくなるのが人間の心理です。何かお祝い事があった日などは、つい、ごちそうを食べ過ぎてしまうこともあるでしょうし、もちろん、そうした食事が日々の楽しさを生んでいることも否定できません。

しかし、こうした食べ過ぎが毎日続くと、体はどうなってしまうでしょう。前述のとおり、人は飢餓に対しては防衛本能を持っているのですが、食べ過ぎにはどう対処していいのか、わかっていません。これまでの人類史の中で食べ過ぎという時代がなかったため、それにどう対処すべきなのか、プログラミングされていないのです。

人が食事をしなければならない一番の理由は、脳にエネルギー源を送るためです。脳の細胞は、一度壊れてしまったら再生することができません。だから、脳が活動できるエネルギー源を、たえず送り続けなければいけないのです。

平常時に脳のエネルギー源と成りうるものは、ブドウ糖（血糖）だけです。しかも、脳は安静にしていても一日一二〇グラム、つまり、一時間に五グラムものブドウ糖を消費するという、びっくりするほどの大食いです。そのため、常に脳へブドウ糖を補給し続けなければなりません。

体というものは実によくできていて、たとえ糖分が摂れなくても脳へブドウ糖が枯渇しないよう、きちんとバックアップシステムができているのですね。この役目は、肝臓が担っています。

穀類やいも類などに含まれているでんぷん、果物や砂糖などを通して取り入れた単糖類は、一度肝臓に運ばれ、血液内の血糖値を一定値にするために使用されます。そして、残ったブドウ糖は、グリコーゲンという形で肝臓の中に貯蔵され、次の食事までの間の血糖として利用されます。

しかし、肝臓が貯蔵することができるグリコーゲン量は決まっており、およそ一〇〇グラム、四〇〇キロカロリー前後といわれています。つまり、それを超えた余剰分は、中性脂肪に変えられてしまうのです。

それでは、一体どれくらいの量を食べたらいいのかというと、一番簡単な目安は、「次の食事前にお腹が空く程度」です。

たとえば、昼食にドカ食いしてしまったら、夕食の時間になってもお腹が空かないでしょう。それでも、「食事の時間だから」「食事が用意されているから」といって、夕食もしっかり食べてしまっては、また食べ過ぎになってしまいます。こんなことを積み重ねていったら、あっという間に肥満体型になってしまいますよね。だから、次の食事を空腹で迎えることができるくらいを目安に、毎回の食事量をセーブすることを覚えましょう。

それから、いつも口を動かしている人は、「食べ続けない」ということも必要です。

食事をすると、食べ物と一緒に入ってきた異物を処理するため、マクロファージも活動を始めます。

しかし、一日中食べ続けていたら、マクロファージもずっと食べ続けることになり、やがて疲弊してしまいますよね。そして、本当に危険な異物が入ってきたときには、もうマクロファージはお腹いっぱいで、それを退治することなどできません。つまり、これは免疫力が落ちていることになり、そんなときに細菌やウイルスが体内へ侵入してきたら、あっという間に増殖し、悪さを始めてしまうでしょう。

そう考えると、食べ過ぎているなと感じている人が定期的に断食を行うのは、とても効果的です。マクロファージを休ませ、新たな敵が侵入してきたときに、存分に活躍してもらうことができるからです。

よく、病気になると「栄養のあるものをしっかり食べて、体力をつけなさい」という人もいますが、実は、これは逆効果なのですね。体調が悪いときは、無理に食べなくてもいいのです。働き過ぎの内臓をしっかり休め、マクロファージを復活させ、免疫力を回復させることになるのですから。温かい葛湯や落とし卵、りんごを擂《す》って食べる程度にとどめ、しっかり体を休めましょう。

本当に必要なのは、「ビタミンB_6にはどんな効果があるのか」「毎日、必要とされる分量はどれくらいなのか」などを覚えることではありません。それよりも、食品を購入するとき、「こっちのほうが安全と思えるし、栄養価も高そうだ」とか「おお、鮮度のいいサンマだな。今日は焼き肉よりも焼き魚にしよう」「あ、竹の子じゃない。もうそんな季節になったのか」というように、考える力を身につけることが大切なのです。そして、体が今、何を欲しているのかを察知する力を養って、必要な食べ物を、必要な時に、必要な分量だけ、送り込んであげることが大切なのです。

私たちが何かを食べたり飲んだりするとき、そこにはいつも「選択」が生まれています。コーラを飲むかそれとも牛乳を飲むかとか、ハンバーガーを食べるか魚定食を食べるかなど、毎日、そんな選択の繰り返しです。

そのとき、「今は、コーラより牛乳を体が求めているようだ」とか、「ハンバーガーより魚定食のほうが『生命素』が摂れそうだ」など、正しい選択をする基準となってくれるものこそ、私たちが身につけるべきものなのです。それはとても実践的で、現実に即していて、頭でっかちなものではありません。

栄養学の基本を学ぶのは、人生でたった一度。それで十分です。あとは、あなた自身の感性を磨き、日々の食べ物を正しい目で選んでいってください。

「私たちの体は、食べたものでつくられています」――これは厳然たる事実ですから。

第4章

闘わない「ぽん」生活——健康サイクルのすすめ

「入れる—まわす—出す」の健康サイクルで、健康を手に入れる

人間の体は、常に食べ物を摂取して消化・吸収し、「栄養素」を血液に乗せて体内をまわし、そして、吸収されなかったものを便として、また、体内で不要になった老廃物を尿として排出しています。これは、人間が生きている限り続く活動、まさに、「生命を支えているサイクル」です。

これは「酸素」についても同様です。呼吸で取り入れた酸素は、赤血球によって体内を運搬されます。もし、血管が何らかの影響で詰まってしまったり、血液の流れが悪くなったりしては、その下流にある細胞は、死滅してしまったり、「ぽん」になったりするでしょう（なぜなら、「ぽん」細胞は低酸素の状態で活発になるから、ということはすでにお話ししましたよね）。

また、体内を循環する栄養素や酸素は、いつまでもまわりっぱなしというわけではありません。新しいものを体内へ摂り入れるためには、体内で不要になったものを老廃物としてきちんと体外へ排出する必要があります。

それから、「熱」も体内へ取り入れられ、体中を巡ります。入浴したり、太陽を浴びたり、ストーブやカイロなどから受け取った熱や、食べ物をとおして摂り入れた熱は、血液と共に体内を巡ります。このため、体温が上昇し、生命を維持することができるのですが、熱も、呼気と一緒に体外へ排出されたり、あるいは、皮膚から体外へ放出されたりしていきます。

私はこの体内に摂り入れ、循環させ、排泄するという「入れる—まわす—出す」のサイクル

こそ、私たちの生命活動を維持し、健康的な生活を支えるシステムになっていると考えて、「健康サイクル」と名づけました。このサイクルが、スムーズに循環している限り、人間は健康を保つことができます。しかし、どこかで流れが滞ってしまっては、徐々に体調がおかしくなります。ということは、「入れる―まわす―出す」ことに十分気をつけていれば、私たちは健康を維持することができ、「ぽん」も遠ざけることができる、ということになります。

しかし、この健康サイクルの中で、私たちは、「入れる」ものだけに重点を置き過ぎていると思いませんか。

今の日本では、安くて美味しいと評判の立った店にはいつも行列ができ、ファーストフード店では子どもが楽しそうに食事をしている。コンビニの棚に「新発売」の文字を見つければ、つい手が伸びる……。これが生命を支える食事といえるのでしょうか。食べる楽しみだけを追求して、食が娯楽化、ファッション化し過ぎているのではないでしょうか。

もちろん、「入れる」ことは大切ですし、それが命の源になっていることも事実です。しかし、食べ物を摂り入れることだけに目が向いて、体全体のことをおろそかにしてしまった結果が、低体温となり、便秘で苦しみ、肥満や糖尿病などの生活習慣病を招いてしまうのです。

「入れる」ことと同じくらい「出す」ことにも注意を向けるべきです。たとえば、息を吐くのをちょっとの間、止めてみてください。二酸化炭素を吐き出すことができなければ当然、胸が苦しくなり、新しい酸素を吸うことはできませんよね。つまり、息を吸うことと吐くことの、

健康サイクルの図

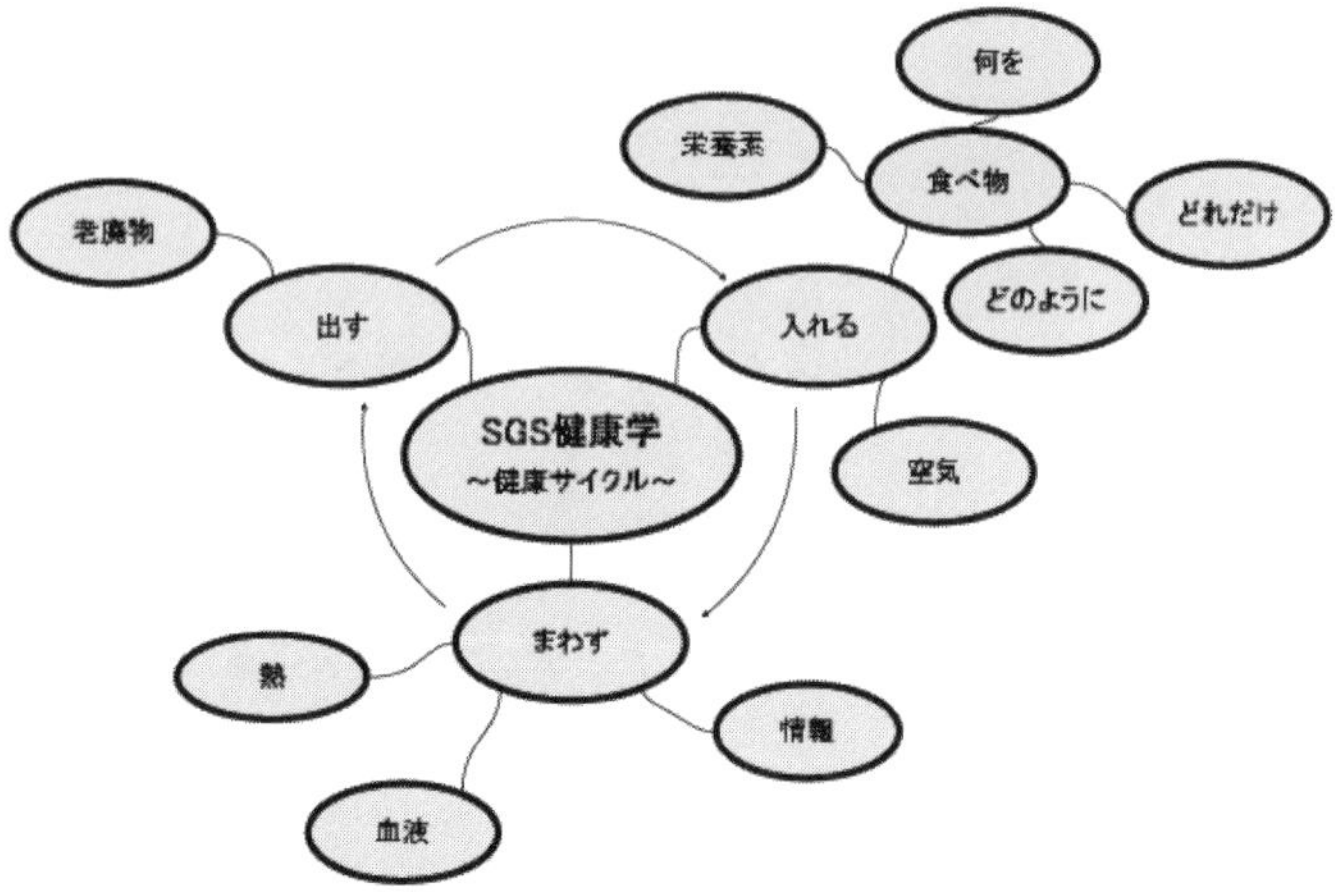

どちらかの働きがストップすれば、もう片方もスムーズにいかなくなる、ということです。

そして、社会に溢れている様々な情報も、私たちが体内に「入れる」ものの一つです。私たちは情報をキャッチして理解し、あらゆる行動の判断基準としています。確かにそれらは私たちにとって大切なものですが、大量に入ってくる一方的な情報には気をつけなければなりません。

新聞やテレビなどのマスメディアでは、顔の知られた有名人を起用して、「『ぽん』は早期発見・早期治療が大切。そのためには、定期検診が一番です」「今度じゃ遅い、○○で倒れるかもしれないよ。いますぐ、お医者さんへ！」など、医療サイドに立った情報が流され続けています。また、多くの著名人が「『ぽん』の闘病記」を発表していますし、「ぽん」が見つかったからと記者会見を開き、「これから、『ぽん』と闘ってきます」と、悲壮な顔をして決意表明をする芸能人もたくさんいます。それらを目にして、「やはり『ぽん』は、怖くて恐ろしい病気だな」とか、「『ぽん』は、闘うものなんだ」と、感じてしまっている人も多いのではないでしょうか。このように、無意識のうちに植え付けられた「『ぽん』の恐怖心」こそが、必要以上にストレスや不安をあおり、現実にも「ぽん」を誘発する原因になりかねないのですね。

この章では、「健康サイクル」について検証していきます。「入れる―まわす―出す」というそれぞれの過程の中で、「ぽん」と縁遠い生活を送るためには、どんな点に気をつければいいのか、細かくみていきましょう。

食べ物のように目に見えるものであれ、情報のように見えないものであれ、大切なのは、自分でそれらを選択するという意識です。「体に良いといわれるものを無頓着に食べる」「健康に良いといわれる情報を鵜呑みにする」のではなく、「きちんと正しい知識を身につけ、それを知恵として実践する」。この姿勢が私たちの健康を支え、数年後、数十年後には大きな違いを生むのです。

健康サイクル１「入れる」――「生命素」を上手に入れていますか？

ストレスと「生命素」

あなたは、いつもと変わらない生活の中で、妙に「イライラする」「怒りっぽい」と感じる日がありませんか。普通なら、冷静に対応できているはずのことが、なぜかカチンと来てしまう。これがストレスに対応できていないとき、最初に現れる心の症状です。恐らく、誰でも経験されていることでしょう。

そもそも、ストレスとは何でしょう。

みなさんが公園を散歩していると、向こうからボールが飛んできました。「あ、ボールだ」と思った瞬間、みなさんはそれを受け止めるか、さっと体を移動するでしょう。これがストレスに対する人間の反応です。それには瞬時に態勢をとるためのエネルギーが必要です。

ひと昔前までは、突然に現れるのはボールではなく熊などの凶暴な野生動物だったかもしれません。熊から一目散に逃げるのか、勇敢に立ち向かっていくのか、とっさに判断しないと命が奪われてしまいます。つまり、体を戦闘モードにして、エネルギーを瞬時に生み出さなければならないのです。

このように、ストレスを察知した脳は、交感神経や副腎髄質を使って血圧を上げて、瞬時に体を戦闘態勢にさせます。同時に全神経、全筋肉にエネルギー源を送るため、副腎髄質、副腎皮質からホルモンを分泌させて、血液中のブドウ糖と脂肪酸濃度を高くするのです。

したがって、日常生活においてストレスが切れ目なく続いた場合、「高血圧」「糖尿病」「脂質異常症」になるリスクが増えてしまうことがおわかりでしょう。これらは、ストレスにエネルギーで立ち向かおうとする自然の反応だからです。

このように、ストレスに対応するためには効率の良いエネルギーである血糖が必要です。また、血糖は脳や神経の大切なエネルギー源です。しかし血糖が、細胞内の発電所であるミトコンドリアへ入るにはビタミンB_1をはじめとしたエネルギービタミンが必要でしたね。したがって、これらのエネルギービタミンが不足することよってエネルギー源が不完全燃焼するため、脳や神経に十分なエネルギーが補給されず、イライラしやすくなり、正常な思考力が失われ、正しい判断ができなくなるのです。インスタント食品や清涼飲料水など、「カラリー食品」を摂り続ける若者やビジネスマンは、「生命素」のうち特にビタミンB群が不足してしまいます。

また、「イライラするのはカルシウム不足」と聞いたことはありませんか。実際、だるい、怒りっぽい、イライラする、などはカルシウムの不足から起こります。カルシウムは、神経や筋肉の興奮性を抑えてくれ、いらだちを抑えるトランキライザー（精神安定剤）の働きがあるため、抗ストレス栄養素として重要です。したがって、人間が長期でストレスにさらされると、カルシウムの消費量が増大し、尿中への排泄量が増加してしまいます。ストレスに対する抵抗力を強めるためには、カルシウムなどの微量元素の十分な補給が必要となります。

そして、カルシウムの摂取に不可欠なのが、リン酸です。カルシウムやリン酸などのミネラル類は、体内で合成されないため食事から摂取することが基本ですが、小腸で吸収する際のカルシウムとリン酸の比は一対一が理想とされています。

しかし、加工食品の多くは食品が変質するのを防ぐために、食品添加物としてリン酸塩を大量に使っているので、カルシウムは腸管でリン酸と結合してしまい、カルシウムの吸収は阻害されてしまいます。たとえば、カップラーメンは一対四、フライドポテトは一対九と、カルシウムよりリン酸のほうが多いので、「カラリー食品」ばかりの生活では、せっかくカルシウムを摂ったとしても吸収されなくなってしまいます。つまり、「カラリー食品」の過剰摂取は、エネルギーを生み出すために必要なエネルギービタミンを不足させてしまうだけでなく、抗ストレス栄養素であるカルシウムの吸収も妨げてしまうことになるわけです。

それから、コルチゾールにも抗ストレスホルモンとしての働きが認められていますが、一方で、体たんぱく質をアミノ酸に分解し、結果的に血糖値を上昇させてしまいます。そのためストレス下では、体のたんぱく質がどんどん壊されていくのです。この事実をぜひ、忘れないでください。要するに、強いストレスを受けやすい環境に身を置く人は、壊れたたんぱく質を補うために、良質のたんぱく質を摂取しなければならないということです。

また、アドレナリンやノルアドレナリンという抗ストレスホルモンは、フェニルアラニンという必須アミノ酸からつくられており、トリプトファンやメチオニンなどもストレスに対して重要な働きをしています。これら必須アミノ酸が不足すると、確実にストレスに対する抵抗力が落ちてしまいます。

人体のほとんどのパーツはたんぱく質でつくられており、それらはすべて、二〇種類のアミノ酸の組合せから成り立っています。そのうちの九種類は体内でつくり出すことができないので、必ず食べ物から摂取しなければなりません。これを必須アミノ酸と呼んでおり、このうち一つでも欠けると、関連するすべてのたんぱく質はつくれなくなってしまいます。

したがって、よく「良質なたんぱく質を摂りましょう」といわれるのは、この九種類の必須アミノ酸を過不足なくバランスよく含む食品のことを指すのです。良質なたんぱく質といえば、たとえば卵やしじみがあげられます。これらは昔から、理想的なたんぱく質源として利用されてきました。しかし、「カラリー食品」は小麦粉、砂糖、植物油を中心につくられていますので、良質のたんぱく質は残念ながら含まれていません。

もう一つ、ステロイドホルモンとビタミンCと、ストレスの関係についてお話ししましょう。「ステロイドホルモン」については第3章で簡単にお話ししました。これは、男性・女性の性ホルモンと副腎皮質ホルモンのことをいいますが、ステロイドとは、コレステロールの仲間という意味があり、コレステロールを材料として、ビタミンCを利用しながら合成されています。

この副腎皮質ホルモンの一つに、抗ストレスホルモンといわれているコルチゾールがありましたね。したがって、ストレスにさらされやすい職業についている人や管理職の人などは、血中コレステロール値が高くないとコルチゾールのようなステロイドホルモンをつくることができず、ストレスに対応できなくなってしまうのです。もちろん、ストレスによって血中コレステロール値が上がり続けるのはよくありませんが、高いからといって、薬で強引に下げるのも危険です。

一方、ビタミンCは抗ストレスホルモンをつくり出す際の材料となるため、抗ストレスビタミンといわれており、ストレスが続けば、当然、必要量はますます増えていきます。たとえば、タバコを一本吸っただけででも、ビタミンCは二五ミリグラム使われてしまいます。

厚生労働省が勧めている「日本人の食事摂取基準」では、ビタミンCの推奨量は一日わずか一〇〇ミリグラムですから、食事に少し気をつけていれば、十分に補給することができるでしょう。しかし、これはとてもストレス社会に対応できる量ではありません。確かにこの数値の根拠として、「抗酸化と心臓血管系の疾病予防が期待できる摂取量（八五ミリグラム／日）を一・二倍した一〇〇ミリグラムを推奨量」と説明があります。さらに、喫煙者は非喫煙者に比べてビタミンCの代謝回転が一日当たりで約三五ミリグラム高いので、喫煙者は推奨量以上に摂取するよう、促しています。しかし、ストレスとビタミンCの関連性についてはあまり深く書かれていません。

ビタミンの必要量は、かなりの個人差があるといわれています。ビタミンAやEなどの脂溶性ビタミンで一〇倍、CやB1などの水溶性ビタミンでは一〇〇倍もの開きがありますので、普段より緊張を強いられる日などは、サプリメントの使用も考えるとよいでしょう。

「ぽん」と「生命素」

「ぽん」はストレスによって起こるものでしたね。そのストレスは結果的に多量の活性酸素を発生させてしまい、対抗策として活性酸素を撃退してくれる抗酸化物質（スカベンジャー）を多く含む食べ物の必要性を、第２章で説明しました。

生きていくためには酸素が必要である以上、活性酸素の発生を止めることはできません。しかし、活性酸素が発生すると必ず電子を強奪してしまいます。それなら、その行為が健康に悪影響を及ぼさないようにすればいいのです。そのためには、ＤＮＡや不飽和脂肪酸、たんぱく質から電子を奪われないよう、身代わりとして活性酸素に電子を差し出す抗酸化物質を体内に置いておくことが必要です。つまり、抗酸化物質が素直に電子を渡すことで、活性酸素がおとなしくなれば、「ぽん」細胞発生を防ぐことが可能になります。

抗酸化物質には、細胞膜のような脂肪でできている場所を守る脂溶性ビタミンＥとＡ（カロテン）、血液のような水の中で発生した活性酸素を消去する水溶性ビタミンＣとB_2があります。さらにミネラルでは銅や亜鉛、セレンなどが重要です。それから植物に広く含まれる色素成分であるフラボノイドなども有効です。とくにビタミンＣはビタミンＥの抗酸化作用をバックアップする大切なものですので、ビタミンＣとＥを併せて摂るのが理想的です。

また、活性酸素の七〇％は、好中球が放出するものだというお話もしました。その場所は、粘膜上皮細胞や腺細胞でしたね。好中球が粘膜組織に集まって活性酸素を放出しながら自爆し、その放出された活性酸素が、DNAから電子を盗むため「ぽん」細胞がつくられてしまうのでした。

これに対処するためには、ビタミンAが必要です。ビタミンAは粘膜の保護に対して重要な役割を果たしており、不足すると、皮膚や消化管などの粘膜の柔軟性が失われて、活性酸素による炎症を起こしやすくしてしまいます。このビタミンAは動物性の呼び方で、ニンジンなどの植物の場合はカロテンといいます。植物性のカロテンが人体に取り込まれると、ビタミンAの効果は一二分の一になってしまいますので、しっかり摂るよう心がけてください。

同じ植物でも、キャベツの中に含まれるビタミンU（キャベジン）は、破壊された粘膜の細胞を修復する作用が強いので、ストレスの多い人には、カロテンを含む野菜とキャベツのジュースがお勧めです。

健康サイクル2「まわす」——血液、きちんとまわっていますか？

心臓、血管と「生命素」

食べ物、飲み物から摂取した栄養素と、肺から取り込まれた酸素は、血液を介して六〇兆個の細胞に送り届けられます。体の隅々まで血液をまわすことで、細胞が生き生きとし、健康が維持されることになります。

そして、血液を送り出すポンプの役目をしているのが心臓であり、送り出された血液の通り道が血管です。ここでは、心臓や血管にとって必要な「生命素」をみていきましょう。

カルシウムとマグネシウムは心臓と血管にとって、大切なミネラルです。

カルシウムは心筋を収縮させ、心臓を規則的に正しく鼓動させます。筋肉細胞の中にカルシウムが入ることで筋肉の収縮が起こりますが、マグネシウムはこのカルシウムを筋肉細胞から追い出すことで、収縮を解き、元の状態に戻します。したがって、マグネシウムが不足すると、細胞の中にカルシウムが流れ込み過ぎて、筋肉の収縮がうまくいかなくなり、けいれんや震えなどの症状が出てきます。

カルシウムとマグネシウムのバランスは二対一から三対一が理想的で、これよりも高くなると、それに比例して心臓発作による死亡率が高くなると報告されています。毎年、厚生労働省が行っている「国民健康・栄養調査」では、いつも、カルシウムの不足が上げられていますが、実際には、マグネシウムはカルシウム以上に不足しがちなミネラルです。マグネシウムはカルシウムと同様に、神経の興奮を抑える働きがあるので、不足すればイライラしたり、神経過敏になったりします。マグネシウムはリン酸塩によって吸収を妨げられてしまうので、これが多量に含まれる加工食品や清涼飲料水には注意しましょう。

それから、カリウムはナトリウムとともに、心臓の心拍数とリズムを正常に保つ働きがあります。カリウムは心筋の収縮を円滑にし、ナトリウムは心筋の弛緩に働きます。カリウムは、筋肉細胞の電子伝達系でエネルギーをつくる際に働いていますから、不足すると心筋の動きが悪くなり、不整脈や心不全のリスクが高くなります。

次に、血管のお話です。血管の中でも動脈は、心臓から送り出された血液の通り道ですが、動脈にとって大切なのは、しなやかさや柔軟性です。この血管は三層になっており、一層と二層の間に内弾性板、二層と三層の間には外弾性板が巻かれています。これはちょうど、LPガス器具に使われているガス管が、外層、補強層および内層の三層になってガス漏れを防止しているのと同じような構造です。

この弾性板は、エラスチン（弾性線維）とコラーゲン（膠原線維）で構成され、柔軟性を維持しています。エラスチンはゴムのように伸び縮みするのが特徴で、たんぱく質とビタミンB_6からできています。また、コラーゲンは強度と弾力性をもっており、三本の糸状のたんぱく質をビタミンCで縄のように編んだものです。

よく、ビタミンCが不足すると壊血病になるといわれますが、この壊血病の「血」とは、血液でなく血管が壊れる、すなわち、コラーゲンが合成できないために弾性板が弱くなり、血管が破れてしまうことをいいます。このようなところにもビタミンCが関わっているのです。

太い血管から分岐したものが毛細血管ですが、この毛細血管を強くするものがビタミンPです。ビタミンPは「生命素」ではありませんが、ビタミン様物質と呼ばれるもので、ヘスペリジン、ルチン、エリオシトリン等の総称です。ヘスペリジンは柑橘類に多く含まれており、実の部分よりも袋、スジに多く含まれていますので、みかんを食べられるときは、実と一緒に食べた方がヘスペリジンをしっかりと摂取することができます。ルチンはそばの特徴的な成分であり、毛細血管を強くし、高血圧を予防する物質とされています。水溶性なので、ゆでると溶け出してしまいますから、そば屋さんでは、食後にそば湯を飲まれると良いでしょう。

また、抗酸化作用の強いビタミンEは、活性酸素から直接血管を守ってくれますので、血管を若々しく保つには必要なものです。

血液の流れと「生命素」

健康に生きるために必要な栄養素や酸素、熱を送る血液が、スムーズに流れることはとても大切なことです。

血液の流れる様子から、「血液サラサラ」「ドロドロ」と名づけたのは、株式会社菊池マイクロテクノロジー研究所代表の菊池佑二氏と慶應義塾大学教授で栗原クリニック院長の栗原毅先生です。栗原毅先生は、勤務されていた成人医学センターでの観測をもとに、「血液検査で中性脂肪の数値が高い人や、肥満や糖尿病の人がドロドロ血液になっている」と、『血液サラサラ生活のすすめ――ドロドロにならない食事と過ごし方』（小学館）で述べられています。

少し専門的になりますが、この仕組みを説明しておきましょう。

私たちが食事から摂取した中性脂肪やコレステロール、脂溶性ビタミンなどの脂質は、小腸でカイロミクロンという運搬船に乗せられます。油脂である脂質は血液の主要成分である水とは相容れないため、血液の中をうまく流れていくことはできません。そのため、血液と相性のよいたんぱく質に包まれた船（リポたんぱく）に乗せられて、中性脂肪の一時的な貯蔵庫である皮下脂肪や内臓脂肪、また中性脂肪を必要とする筋肉細胞に、少しずつ手渡されながら全身を流れていきます。

徐々に小型になっていくと、最後にコレステロールが残りますが、専門家はこれをカイロミクロンレムナント（残余体）と呼んでいます。

一方、食事から摂り込まれた脂質以外の栄養素は、すぐに肝臓に送られて、そこで必要なものに加工され、送り出されます。たとえば砂糖を摂ると、小腸で吸収されるときにブドウ糖と果糖に分解されますが、肝臓は果糖を血糖として使えるよう、ブドウ糖にチェンジします。大量の砂糖を一度に摂ると、それだけたくさんのブドウ糖が生産されることになり、その結果、血糖値が急上昇してしまいますが、そうなると今度は肝臓が懸命にブドウ糖をグリコーゲンに変えて貯蔵へまわすため、血糖値の上昇が抑えられます。

肝臓には、グリコーゲンを貯蔵しておくスペースに限りがありますので、過剰分はすべて中性脂肪に変えられてＶＬＤＬという運搬船に乗せられ、全身へ送り出されます。ＶＬＤＬもカイロミクロンと同じように、中性脂肪を必要とする細胞に少しずつ降ろしていくと、サイズの小さくなったＶＬＤＬレムナントになります。

これら、カイロミクロンレムナントやＶＬＤＬレムナントには粘稠性があり、血小板の凝集が促進されて血液粘度が高くなるため、レムナントが多くなると血流が悪くなってしまいます。したがって、油ものを摂り過ぎても、甘いものを摂り過ぎても、ともに血行が悪くなるわけです。ということは、第3章でお話ししましたように、「カラリー食品」の代表格であるファーストフードのような、揚げ物中心、甘い物中心の食生活を送っていると、血液が流れにくくなるということが、おわかりいただけるでしょう。

さらに、血液が流れにくいということは、熱もまわせないので体温が上がりにくくなります。日本人の体温は三六・五度（内部温度三七度）が理想ですが、これは、体内で活躍してくれている酵素にとっての至適温度です。したがって、体温が下がると酵素が働きにくくなるので、平熱が三五度台の人はいつも気だるく、貧血気味であったり、肩が強くこったりするなどの症状を招きます。

好んで唐揚げやフライドポテトを食べる人、いつも甘いお菓子や清涼飲料水を手放せない人、ケーキやチョコレート、アイスクリームが大好きな人は、熱をまわせないため、自然に体温が低くなります。体温が一度低下すると、免疫力は三〇％落ちるといわれていますので、結果的に「ぽん」細胞ができやすくなる条件になってしまいます。

前項のビタミンＰの一つ、そばに多いルチンには、血流改善効果や、「発ぽん」抑制作用などがあるといわれていますが、毛細血管の血行を良くするものはビタミンＥです。カイロミクロンやVLDLの多い人が、ストレスによって活性酸素を発生させると運搬船が崩され、こぼれ落ちた中性脂肪は酸化されて粘度の高い過酸化脂質になります。そこで、強力な抗酸化作用をもつビタミンEは、過酸化脂質の生成を防止したり、これを分解したりすることで、血液中に粘度の高い物質が流れ出すのを防いで血行をよくします。このようにビタミンEは血液の粘度を下げる必須栄養素ですが、そのほか、ビタミンB_2も、すでにでき上がってしまった過酸化脂質を、排除する働きがあるといわれています。また、水溶性のビタミンであるナイアシンは末梢血管を広げるものとして知られています。

これらの必須栄養素は、冷え症の人にとっては必要なものですが、「いいことを聞いた」と、早速薬局に行き、ビタミンEを買い求めるときにはご注意ください。ビタミンEといって出されるのは、ほとんどの場合、合成ビタミンEです。これは抗酸化作用を発揮するOH基にニコチン酸などを結合させているため、期待されるような効果は生まれません。天然型ビタミンEはd-α-トコフェロール、合成型ではdL-α-トコフェロールなどと成分表示されていますので、簡単に区別できるでしょう。ただし、天然型ビタミンEも天然型であって「天然」ではありません。本来は、食べ物に含まれている「生命素」なのですから、できるだけ毎日の食事から自然に摂取する方が体に良いことは明らかですよね。

そのほか、ビタミンA（カロテン）やビタミンC、魚油に多いEPA（エイコサペンタエン酸）、血管拡張作用のある神経伝達物質アセチルコリンの材料となるコリンなど、自然の食品には血液をサラサラと流してくれる栄養素が豊富に入っています。

健康サイクル3「出す」――うまく出していますか？　便、尿、汗

「良いものを入れたかどうか」は、便が教えてくれる

朝、トイレで排便したとき、その色や形をじっくり見ているでしょうか。

「今日はスムーズだったな」とか「なんだかこのごろ便秘気味だ」とか、便について考える習慣をつけ、きちんと観察してみると、毎日の便の状態が日によって全く異なっていることに気づくでしょう。

人が食べ物や飲み物を摂取し、それらを消化・吸収して体内をまわし、最終的に不要となったものをトイレで排泄しているという「健康サイクル」を考えてみれば、私たちが本当にいいものを体内へ取り入れたのかどうかは、便や尿で知ることができるはずですよね。

それでは、実際、便のどんな点に注意してみればいいのでしょう。

まずは、「色」です。黒ずんでいるのは、体内で長く蓄積されていた証拠。だから、良い便は色が鮮やかであることが大切です。

この便の色をつくっているのは、ビリルビンという黄色の胆汁成分です。このビリルビンについて、もう少し説明しましょう。

そもそも、胆汁は胆汁酸と胆汁色素に分けられます。そして、胆汁酸はコレステロールから、胆汁色素は赤血球からつくられます。赤血球の色素のことをヘモグロビンといいますが、ヘモグロビンは四つのヘムと四本のグロビンからできていています。さらにヘムは四隅にポリフィリン核をもった台座で、真ん中に鉄が入ります。

このヘモグロビンの中の鉄は、赤血球が肺から受け取った酸素と結合し、全身を巡りながら、体の全細胞に酸素を運搬する役目を持っています。だから、鉄分が少なくなると酸素を十分に運ぶことができなくなり、貧血症状が出てくるのですね。

赤血球は骨髄で毎秒約二〇〇万個のスピードでつくられていますが、同じ量だけ脾臓で絶えず壊され続けています。その分解最終工程で、ヘムから鉄が除かれるとビリルビンという台座になりますが、これが黄疸のときの眼や皮膚に出る、黄褐色をしています。ただこれを放置していますと、この台座の四隅にあるポリフィリン核は活性酸素を発生させてしまうので、肝臓に送って悪さをしないように、グルクロン酸というもので小包状にパッケージします。

こうして、無害になったものが一次胆汁酸と呼ばれるもので、胆汁の成分として、便と一緒に排出されてしまえば何の問題もないのですが、便秘によって、一次胆汁酸が長く腸管にとどまってしまうと、大腸菌のうち有害菌といわれるものがこのパッケージを開けてしまいます。これが二次胆汁酸と呼ばれるもので、「大腸ぽん」を引き起こす可能性があるのです。したがって、腸に長くとどまるほど、ビリルビンも酸化され色濃くなります。

このように、便秘というのは実に危険な症状で、便がいやなにおいを発するのも、便秘が大きな理由です。

便が大腸の中に長くとどまっていると、徐々に腐敗が進みます。特に肉類中心の食事では、便量が少なくなり、大腸の中に長く滞在します。ウェルシュ菌などの腐敗菌が、吸収されなかったたんぱく質や窒素化合物をエサにして増殖し、インドール、スカトール、硫化水素などの有害物質をどんどんつくり出してしまいます。

だから、良い便かどうか見極めるのは、色と、それからにおいも大切です。人間が食べたものが便として出てくるまで、早くて二四時間、長くても七二時間程度といわれています。理想は二四時間以内。朝食べたものが翌朝出るのがベストです。もし、便が黒ずんでいたら、それ以上の間、腸内にいたということになりますし、それだけ長い間腸内に留まっていたら、当然、腐敗も進みます。有害物質もどんどん生成されてしまいますよね。

それから、スムーズに便が出るということも重要です。これは、食物繊維がしっかり摂れていたということを示しています。

人間の持っている消化酵素では、食物繊維を分解することはできません。ということは、吸収もできないので、食物繊維は人間にとって不要のものと考えられていた時期もありました。

しかし、食物繊維には、便通を整えるという大切な役目があることがわかってきました。食物繊維が多いと、便の量が増え、腸管の中を押し流す力が強くなり、スムーズな排便につなが

ります よね。つまり、食物繊維を豊富に摂ると、便秘を解消することができるわけです。

それから、食物繊維が多いということは、便の重量が軽く、水に浮かびやすくなります。だから、トイレの中を見て便が浮いているか、それとも沈んでいるかということも、便の善し悪しを計る基準にしましょう。

「では、どれくらいの量が出ればいいの」というと、それには決まりがありません。一般に、「バナナ一本分がよい」といわれることも多いのですが、それはその人の食事量にもよりますし、必ずしも毎日一定とは限りません。要は、残便感なく、スムーズに出すことができればいいのです。「スコンと出れば合格!」と思ってください。

便の量については、こんなおもしろい話もあります。第二次世界大戦中、南方の島で日本兵とアメリカ兵が戦っていたのですが、あるとき、日本軍の前線がアメリカ軍に押されて後退したのですね。日本軍が去ったあとの陣営を見たアメリカ兵は、「日本軍は、こんなにたくさんの兵隊を抱えていたのか!」と驚いたそうです。それはなぜでしょうか。

正解は、日本軍が残した便の量が大量だったから。実際は、一人当たりの便の量が多かったのですが、アメリカ兵は、きっとたくさんの兵隊がいたに違いないと思ったわけです。

当時の日本人は、野菜が中心の生活でした。戦時中ですから、野草などもたくさん食べていたのかもしれません。だから、食物繊維が多くて便の量も増えたのですね。加えて、日本人は胴長ですから(もちろん、今の若い方たちはずいぶん、スタイルが良くなりましたが)、腸も長く、一度の便の量が非常に多かったと想定できます。

それに比べると、アメリカ人は肉食で食物繊維の摂取量は日本人の比ではありませんでした し、しかも、腸も短いので、一回あたりの便の量はとても少なかったのでしょう。現在では、日本人の食生活も欧米化が進んでいますので、このときと状況はかなり変わっているとは思いますが、便の量一つとっても、その人の食生活が伺えるのは興味深いことです。

ちなみに、欧米人の便の量は一日わずか一〇〇グラムであり、アフリカの農村地域の人では、一日に四〇〇～五〇〇グラムもの便をします。

対して日本人の平均的な排便量は、一日あたり約一五〇～二〇〇グラムといわれています。ただし、穀類、豆類、野菜類を中心とした和食では、平均して三〇〇～四〇〇グラムの便が出ますので、便秘気味の人は洋食から食物繊維の多い和食にきりかえるのが、便秘解決への早道です。一度、試みに、玄米食を一週間続けてみられてはいかがでしょうか。

まとめてみると、良い便の条件とは、「できるだけ明るい色で、スムーズに出すことができ、軽く浮きながら、ゆっくり沈んでいくもの」となります。こういう便が出たら、良い食べ方をした証拠。毎回、トイレのあとは必ず覗くようにして、食生活の確認をしましょう。

水分代謝の善し悪しは、尿で判断

人間の体重に占める水分量は、五〇～七〇％といわれています。もちろん、生まれたばかりの赤ちゃんはお年寄りよりも体重当たりの水分量が多く、また、男性のほうが女性より総水分量が多いなど、年齢や性別によって多少の違いはありますが、人間は、水でできている生き物といっても過言ではありません。

それでは、私たちは一日にどれだけの水分を必要としているのでしょうか。

通常、健康な人で二五〇〇ミリリットル（二・五リットル）の水が出入りしているとされています。そして、この水分代謝が滞ってしまうと、むくみが発生したり、ひどくなると急性腎炎になったりする場合もあります。

体内を出入りする水の内訳は、一般的に左図のとおりです。

さて、生きていく上で体内では必然的に老廃物がつくられますが、これらは血液に溶け込んだり混ざったりしています。血液には様々な栄養素も入っていますので、腎臓ではこれら血液をろ過し、必要な栄養素は再吸収します。残ったゴミ成分が尿素、尿酸、クレアチニンなどですが、これだけをつまみだして捨てることができないため、一日約一・五リットルの尿として排泄します。

たとえば、腎臓の機能が低下し、この老廃物が捨てられなくなると尿毒症となり、非常に危険な状態になります。よく検診などで、「血中尿素窒素（ＢＵＮ）が高いね」とか、「尿酸値が高過ぎますよ」「血中クレアチニン値が高いですね」と言われるのは、腎臓機能がかなり低下していることを意味します。これがひどくなると、機械を使って透析を行い、体内老廃物を捨

水の出納の図

（単位：ml／日）

<table>
<tr><td rowspan="2">入</td><td colspan="2">飲み水
1000ml</td><td colspan="2">食べ物
1000〜1150ml</td><td>代謝水
300
〜350ml</td></tr>
<tr></tr>
<tr><td rowspan="2">出</td><td colspan="2">尿</td><td rowspan="2" colspan="2">不感蒸泄
900ml</td><td rowspan="2">便
100ml</td></tr>
<tr><td>随意尿
900〜1000ml</td><td>不可避尿
400
〜500ml</td></tr>
</table>

代謝水：体内で糖質や脂肪などの栄養素が燃焼することによって発生する水分
不可避尿：体内の老廃物を運び出すのに最低限必要な尿
不感蒸泄：発汗以外の皮膚および呼吸からの水分蒸発

てて、きれいな血液に戻すことをしないといけなくなります。つまり、尿を出すということは、非常に重要なことなんですね。

また、最近、きれいな水をしっかり飲みましょうという「水飲み健康法」がありますが、私の意見としては、これはあまりお勧めできません。必要もないほど多量な水を飲み続けると、体を冷やし、腎臓に無理を強いることになります。「水は飲みたいときに必要な量を飲む」。これが鉄則です。

では、一日どのくらいの水分を摂ればいいのかというと、図にありますように約一〇〇〇ミリリットル（一リットル）となりますが、実際は、その日の体調や、活動量によって変わってきます。そのための、目安として、尿の色で確認しましょう。

通常、健康な人の尿は無色ではなくやや透き通った淡い黄色味を帯びていますよね。これは尿に含まれるウロクロームという物質のためです。ウロクロームは腎臓で生産されるのですが、一日あたりの生産量は七五ミリリットルと決まっており、それが尿を通じて排泄されているので、もし、尿の色が濃くなっていたら、それは体内の水分量が減っているという証拠になります。

水分は多過ぎても少な過ぎても問題を起こしますが、どちらかというと、少ないほうが危険。それは、塩分濃度が高くなり、浸透圧が上昇しているという証拠だからです。だから、尿の色が濃くなっていたら、水分の摂取量が少ないんだなと判断してください。

一日一回は、気持ちいい汗をかこう

もう一つ、体内の老廃物を排出する手段として、発汗があります。

尿や便と違って、汗は自然に出てくるものです。つまり、汗が出ているときには、「今、汗が額を流れている」など、汗に意識が向きますが、反対に、汗が出てこないからといって、「あれ、おかしいな、どうして汗をかかないんだろう」と意識することは、ほとんどありませんよね。

汗には体温調節だけではなく、便や尿で排泄されない重金属などの毒素を出すという、とても重要な役割があります。

排尿は大切な排泄行為ですが、水に溶けるものしか排泄されませんので、脂肪と一緒に入った毒素は出てこないのです。そうした毒素の代表的なものが、水銀やカドミウムなどの重金属類です。たとえ微量であってもこれらの混じっている食品を食べ続けると、体内に蓄積され、水俣病やイタイイタイ病などのように神経障害を引き起こしやすくなってしまいます。だからこそ、汗をかくことが大切とされているのです。

汗とひと言でいっても、体温を下げる目的でエクリン腺（小汗腺）から分泌される汗と、老廃物を排出するためにアポクリン腺（大汗腺）から分泌される汗とがあります。このうち、体に悪影響の大きい重金属類を排泄させるためには、アポクリン腺から出てくる汗が重要です。

あなたは最近、玉のような汗をかきましたか。それがいつのことか、ちゃんと思い出すことができますか。

真夏といえども室内は冷房がガンガン効いて、特に、オフィスやデパートなどは肌寒いくらいです。怖いのは、冷暖房のきいた生活環境に体が慣れてしまい、汗腺の働きが悪くなって、汗をかきにくい体質になってしまうこと。つまり、ますます毒素が外へ排出されない体質になってしまうのですね。

だからこそ、意識して汗をかく環境を作ることが、大切になってきます。私は毎朝、少なくとも三〇分は入浴するようにしています。「ぽん」の手術を受けてから自宅の風呂の浴槽に段差をつけ、全身浴や半身浴ができるようにリフォームしました。今では毎朝、本を読みながら入浴し、たっぷり汗をかいてから一日を始めるのが習慣になっています。おかげで代謝が良くなったうえ、ストレス解消にも役立ち、私にとっては最高のデトックスです。

一日一回は軽い運動をするのもよいでしょう。また、私のように入浴でたっぷり汗をかくのもよいでしょう。いずれにせよ、体内の毒素をすっきりきれいに排出するため、毎日、汗をかく習慣をつけることが大切です。こうした「毎日」という積み重ねが、将来、大きな違いを生み出すのです。

第5章

これだけは守りたい——健康サイクル一〇ヵ条

自分で自分の健康を守るということ

さて、これまでの四章にわたって、「健康は、『入れる—まわす—出す』の健康サイクルによって維持されている」ということを、さまざまな角度からお話してきました。体にとって必要なものを「入れて」消化・吸収し、きちんと血液に乗せて「まわし」て、不要になったものを排泄物としてスムーズに「出す」ということが、いかに人間が命を維持する上で大切なことか、そして、その流れのうちどこか一ヵ所でも滞ってしまっては、必ず体に不具合が現れてしまうのだということを、ご理解いただけたと思います。

「理屈はわかったけれど、それでは実際、何をすればいいの？」

そんなご質問に答えるため、この章では健康サイクルの「実践編」として、生活をする上で気をつけるべき点や心がけるべき事柄についてお話しようと思います。とはいっても、全く難しいことはありません。少なくともこれだけ守っていれば、健康サイクルはきちんと稼働し、私たちの健康も保たれるという一〇ヵ条です。

私たちの日常生活では、仕事のこと、家庭のこと、将来のことなど、考えるべき問題が無数にあります。その中には睡眠不足というストレスもあるでしょうし、やりきれないような辛いことに出くわすときもあるでしょう。

そんな中で、健康を維持するために心がけるべき事柄は、できるだけ負担が少なく、そして、無理なくできるものでなければなりません。なぜなら、それらは日々、積み重ねることで初めて効果が生まれるものだからです。

始めのうちは、うっかりと忘れてしまい、「あっ、しまった！」と、いつもの癖が出てしまうこともあるでしょう。でも、そのように「しまった！」と気づくことが大事なのです。そして、そのあと軌道修正すればいいのです。そのうち、これからお話しする一〇ヵ条が当たり前のものとなり、やがて無意識のうちにできるようになるはずです。

肝心なのは、自分の健康を守るのは自分しかいないということを実感すること。そのために、まずは健康サイクル一〇ヵ条を身につけましょう。できるだけ簡単に、簡潔にご紹介します。早速今日から、毎日の生活に取り入れてみましょう。

健康サイクル一〇ヵ条　その一
「食事は、主食を中心に組み立てよう」

たとえば、食事の時間になり、「さて、何を食べようかな」と考えるときのことを思い出してください。あなたは、普段、「何を食べるか」ということについて、一体、どのような順序で考えていますか。

いきなり、「デザートにケーキを食べよう、だから、おかずはアレにして、主食はコレにして……」と、逆算的に考える人はおそらくいないと思います。まずは、主食を何にしようか考えて、それに合うおかずを考えるか、あるいは、メインのおかずに何を食べるか考えて、それに合う主食を考えるのではないでしょうか。つまり、必ず主食が食事の鍵になっているということです。

主食になりうるものには、いろいろな種類があります。米、パン、そば、うどん、パスタなど、育った地域やこれまでの食習慣によって、「主食」の捉え方もさまざまでしょう。ある人は「毎食、米じゃなきゃ力がでない」と言うかもしれませんし、イタリアで生まれ育った帰国子女は、「主食はパスタだ」と言うでしょう。

しかし、私は主食の「主」を「主要なもの」という意味で捉え、「主食＝食事の中心」であることから、次のように定義づけられると考えています。

主食とは、それだけを食べていれば生きていけるものである

もう少し詳しくいうと、「主食とはそれだけを食べていれば、エネルギー源をはじめとした最低限の栄養素が摂れるもの」ということになります。

では、「最低限の栄養素」とは一体、何だと思われますか。

「アミノ酸スコア」が目安に

リービッヒの桶（アミノ酸スコア）の図

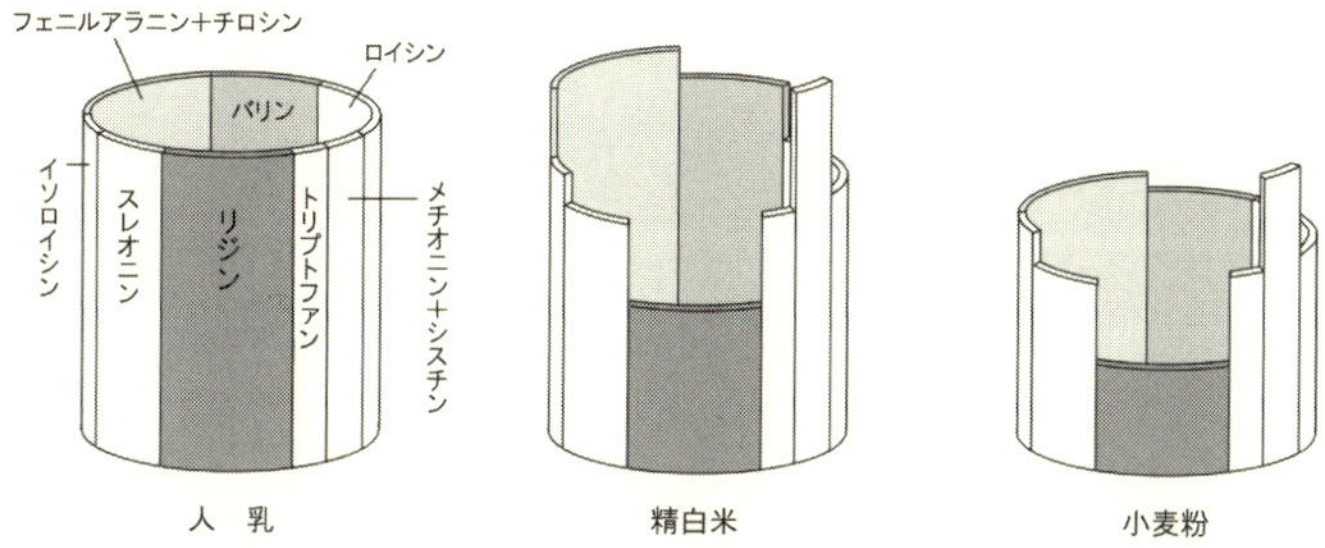

そのとおり。体をつくるもの、たんぱく質ですね。この「たんぱく質」とは、アミノ酸が五〇個以上結合してできたものです。人間の体を構成するアミノ酸は二〇種類あり、このうち、体内で合成することができない九つのアミノ酸のことを「必須アミノ酸」と呼んでいます。これらは他のアミノ酸からつくり変えることができないので、食物から摂取しなければなりません。

　このとき、目安となるのが「アミノ酸スコア」です。これは、ある食品が必須アミノ酸をどれだけ含んでいるか、その含有量を、人にとって理想的な食品を満点として、相対的に点数化したもののこと。必須アミノ酸がすべて基準値に達する場合には、スコアが一〇〇点満点になります。

　上の図をご覧ください。これらの桶に水を注ぐと、最も低い部分までしか水は入りません。

　アミノ酸スコアもこれと同じです。九つある必須アミノ酸のうち、一つでも必要量に欠けているものがあると、その欠けているもののレベルで、たんぱく質の栄養価値が決まってしまうのです。このとき、最も不足している必須アミノ酸を第一制限アミノ酸と呼んで点数化し、その食品たんぱく質の栄養価を判断しています。

理想的な主食はお米です

ここで、主食について考えを戻しましょう。

主食に成りうるものは、世界三大穀類といわれる、米、小麦、とうもろこしです。これを具体的な食品でアミノ酸スコアをみてみると、玄米六四、精白米六一、食パン四二、うどん・そうめん三九、即席めん三三、スパゲティ三六点となります。ちなみに、そば（そば粉三五％に小麦粉六五％）は六一点、中南米地域の主食となっているとうもろこしは、コーンフレークにした場合で一五点です（一九八五年ＦＡＯ／ＷＨＯパタンより）。

すなわち、主食を「それだけを食べていれば、エネルギー源をはじめとした最低限の栄養素が摂れるもの」とするなら、米が最も相応しいものといえるでしょう。

しかし、それでもやはり三〇点近くは不足していることになりますよね。そうすると、これを何かで補わなければいけません。それには、ご飯の場合は味噌を使った味噌汁が最適ということができます。

これは、アミノ酸組成をみると一目瞭然なのですが、米の場合、制限アミノ酸はリジンです。そして、その不足分を補って一〇〇点にするためには、リジンを多く含む大豆（アミノ酸スコア一〇〇）を摂取するのが効果的です。そうなると、味噌汁（豆味噌九七）を食べるのがもっとも手っ取り早く、アミノ酸スコアを一〇〇点にする方法といえますよね。

日本人が半世紀前まで肉をほとんど食べなくても、背は低いが疲れにくい頑丈な体を築くことができたのは、米と大豆を一緒に食べることで、必須アミノ酸を摂取することができたからなのです。このように、食事は先人たちの知恵とともに成り立っているものであり、そうやって長く引き継がれてきたものには、必ず確かな理由があることがおわかりでしょう。

もう一つ、米を主食にするのが良いとする理由は、米が粒食であるという点からも指摘できます。

小麦粉は小麦を挽いた粉ですから、体内で消化・吸収されるのにそれほど時間を要しません。つまり、血糖値の上昇が速いので、その分低下も速くなり、脳が必要とする血糖を長く供給し続けることができないため、ついつい甘いお菓子が欲しくなります。そう考えると、ゆっくりと消化・吸収され、次の食事まで血糖値を保つ米の方が、粉食のパンよりも主食に適しているといえるでしょう。

「『米』と一口にいっても、やっぱり玄米は体に良いっていうし、精白米より玄米を食べたほうがいいのかしら？」

そんなふうに思う人も多いでしょう。

さきほどのアミノ酸スコアの通り、胚芽や糠をそぎ落としてしまった精白米に比べて、玄米のほうが栄養価は高くなります。白米にする際、そぎ落とされてしまった胚芽や糠の部分に、発芽するために必要な栄養素がたっぷり含まれているからです。

しかし、この玄米は少し噛みづらい。これをもし、ご飯を二杯も三杯もおかわりするような成長期の子どもが食べようとしても、ちょっと難しい話ですよね。また、消化・吸収率は白米九八％に対し、玄米九〇％とかなり劣りますので、成長期の子どももややせぎみの高齢者には不向きといえるでしょう。

そう考えると、玄米を食べるのに相応しいのは中年以降の、肥満ぎみで健康が気になり始めた人たちといえるでしょう。つまり、年齢とともに食事量が少しずつ減り、少量で満たされるようになった人が、その制限された食事量の中で必要最低限の栄養素を補給するために、玄米を食べるということのほうがとても自然です。

マクロビオティックが日本でもファッション感覚で広まっていますが、これは「玄米は体に良い、主食を玄米に変えよう」という考え方です。もちろん、玄米を食べることは良いことですし、特に肥満体型の人が積極的に摂るのはとても健康に役立つでしょう。いったん食べ慣れれば、あの独特の風味や硬さが、かえって魅力に感じられるかもしれません。

しかし、「これからは玄米生活を送るぞ！」と宣言し、「今日からは精白米を食べません」と極端な態度に出てしまうのは、いかがなものかと思います。

常々思っていることなのですが、何でも二極化したがるのは日本人の悪い癖ではないでしょうか。世の中には、「白米」と「玄米」の二種類しかないのではありません。両者の間には、精米のレベルに応じて三分搗きや五分搗き、七分搗きなど、さまざまなものがあります。さらに、玄米を発芽させ、栄養価を高めた発芽玄米もあれば、米に大麦を混ぜて炊いた麦飯、ひえ、あわなどの雑穀を混ぜた五穀米や十穀米など、非常にバラエティに富んでいます。つまり、ＴＰＯに合わせて、それらを楽しめばいいのです。

ちなみに、日本において栄養学の開祖と呼ばれている故佐伯矩先生は、皇室の食事に玄米ではなく、麦飯を勧められています。これは、麦の「ふんどし」と呼ばれる、粒の中央に入った黒い線の部分に玄米の胚芽部分と同じくらいの栄養素が含まれており、しかも、その栄養素は加工や調理の段階で外れることがないためです。

そもそも、食事は我慢して食べるものではなく、楽しみながら食べるものです。「白いご飯が大好き」というなら、当然、精白米を食べたっていいし、もちろん、今日は精白米、明日は玄米と、いろいろ食べわけてもいい。それくらい、柔軟な考えが必要です。

日本型の食事といえば、主食にご飯、主菜に焼き魚、副菜におひたし、それに味噌汁と漬物という、「一汁三菜」が理想的な献立といわれています。主食は、エネルギー源である糖質、主菜は体をつくるたんぱく質、副菜と漬物は体の調子を整えるビタミン類やミネラルなど。世界に誇る食文化だと思います。

この主食にパンがくると、主菜に焼き魚はあわなくなりますね。肉や卵料理となり、もし魚を食べるなら、おそらくフライになるでしょう。副菜におひたし、これもダメですね。当然、生の野菜サラダですよね。汁物の味噌汁もパンに合いますか。ここはもちろん、スープですよね。

逆をみてみましょう。主食にご飯を置きます。主菜に肉や卵料理、魚のフライ、すべてＯＫでしょう。もちろん、どんなスープも可能です。それほど米は優秀な食べ物なのです。

健康サイクル一〇ヵ条　その二
「何を食べる？――『生命素』を過不足なく摂ろう」

食べ物を選択する目を養う

主食が決まったところで、次は、主菜・副菜について考えてみましょう。

ご飯に対しての主菜・副菜、つまり、おかずということですね。おかずに何を食べるか考えるとき、あなたはいつも何を基準にするでしょうか。そのときの気分でしょうか。つい、面倒だからと同じものばかり、繰り返していませんか。

おかずのメニューを考えるときに思い出して欲しいのが、「『生命素』を摂る」ということです。

「えっ、『生命素』を摂らなくちゃいけないのなら、やっぱりその名前を全部覚えなくちゃいけないんじゃないの!?」

いえいえ、そんなことはありません。第一、ややこしい名前なので覚えるのも大変ですし、どの食材にどの栄養素が入っているかなど、いちいち考えていたら、楽しいはずの食事がつまらないものになってしまいます。

その代わり、コンビニなどで食べ物を買うとき、「どちらが食材に近い（より加工度が低い）食べ物かな」と、考える程度でいいのです。つまり、何を食べるべきなのか、選択の目を養うことが大切です。

よく、「旬のものは栄養価が高い」といいますよね。旬とは、魚や野菜などの出盛り期、あるいは、食べ頃の時期のことです。現在では温室栽培の野菜が増え、一年中スーパーの棚に並ぶものも多くなったため、一体、いつがその野菜の旬なのか、わかりづらくなってしまいました。しかも野菜サラダに使われるとなると、レタス、トマト、きゅうりなど、ほとんどが夏野菜ですよね。

しかし本来、野菜や魚には「旬」があり、その時期には最も栄養価が高くなります。その上、大量に出回っているので値段も安く、財布にもやさしい。これを、積極的に食べない手はありません。旬の食材を意識して、献立にとり入れましょう。

また、スーパーやお店で食材を買うときは、鮮度の高い物を選ぶことも大切です。鮮度が高いということは、生命力が高いということ。「生命素」を十分に含んでおり、体に良いことは明らかでしょう。

たとえば、目の前に一匹の魚があったとします。とてもツヤツヤしていて、目も澄んでいますし、鮮度がいいことが伺えます。

あなたは、この魚をどのようにして食べますか。せっかく鮮度の良い魚ですから刺身にして、生で食べるのが一番贅沢で美味しい食べ方ですよね。では、少し鮮度が落ちたらどうしますか。今度は生ではなく、サッと焼いて食べるのではないでしょうか。軽く塩を振ったりレモンを搾ったりする程度で、あまり手を加えなくても十分、美味しく食べられるでしょう。そして、さらに鮮度が落ちたらどうしますか。きっと、今度は煮るでしょうし、もっと鮮度が落ちたら、おそらく油で揚げるのではないでしょうか。もちろん、鮮度のいい魚を良質の油で揚げれば、それは極上の美味しさです。でも、鮮度が落ちたものでも揚げてしまえば、油のうま味でごまかしが効きますし、さらにそこへソースなどをたっぷりかければ、美味しくは食べられますが、魚本来の味など、どこかへ吹き飛んでしまっているでしょう。

このように、鮮度の高いものほど調理法はシンプルになってくるはずです。それは、美味しいものを美味しく食べたい、という私たちの本能によるものです。調理法がシンプルであるということは、素材の持つ本来の栄養素を丸ごといただくということでもありますし、また、加熱し過ぎるとたんぱく質が変性して、栄養価が低下してしまうという問題もあります。その点からも、鮮度の良い食材を選ぶことが大切になってくるのです。

それから、これも第３章でお話したことですが、「全体食を摂る」ということも必要です。野菜なら皮などをつけたまま、魚なら頭や内臓やしっぽも丸ごと食べる。食材を全部いただくということは、その食材がもともと持っていた生命エネルギーを余すところなくいただくということですから、その分、人間にとって必要な「生命素」もしっかり摂れることになります。

世の中には、宗教上の理由や健康上の理由から、一切の動物性食品を摂らないとする人もいます。確かに、野菜中心の生活にすれば、便秘や肥満なども解消されるかもしれません。しかし、人間は雑食の動物であり、動物性食品を一切摂らないということは、何でも食べられるという利点を否定することになります。雑食だからこそ、世界中どこでも生活することが可能であったわけです。食べ物がほぼ固定化しているパンダやコアラとは違いますよね。また実際に、動物性食品からしか摂ることのできない栄養素もあるのです。

肉や魚を食べる目安として、こんなわかりやすい方法もあります。

「人間は、歯の割合に合ったものを食べるべき」とするもので、これは、元桜美林大学教授の故川島四郎先生が書かれた『食べ物さん、ありがとう』（朝日文庫）の中に紹介されているものです。人間の歯は穀類や豆類をすり潰す臼歯と、野菜類をちぎる門歯と、魚や肉を噛み切る切歯から成り立っており、それぞれの歯の比率は臼歯二〇本、門歯八本、切歯四本です。人間が食べる量もこの比率に従い、穀物・豆類、野菜類、魚・肉類をおよそ五対二対一の割合とすれば身体的にも無理がなく、理に適っているとする考え方です。

「なるほどね」と感心し納得させられます。食事内容のおよその目安として、このような数値を知っておくのもいいのでは、と思います。

現代の多くの病気は〝食源病〟

一九七七年、アメリカで発表された一つのレポートが、世界中を驚かせました。その名前は、マクガバンレポート。一九七〇年代のアメリカ一人当たりの医療費は世界一で、このままではアメリカの経済は破綻するとして、アメリカ上院栄養問題特別委員会が世界中から学者を集め、各国の食事と健康状態を調査し、五〇〇〇ページにも及ぶ膨大なレポートをまとめました。

レポートの内容をひと言でいえば、「心臓病やガンなどの増加の原因は、全く不自然でひどい食事にあった」。すなわち、現代の多くの病気が食事の間違いに基づく〝食源病〟であることを明らかにしたのです。当時のアメリカは、食の先進国ですから、すでに現在の日本のような、動物性食品、砂糖、加工食品などを摂り過ぎていたのですね。

マクガバン委員長の名言に「医療費は増える、だが、健康は低下する」というのがあります。それを受けて、当時の参加メンバーの多くは「生活習慣病は、**薬や手術など現代医学の方法ではどうにもできない**」と断言しています。

日本栄養士会会長である中村丁次先生は、『食べ方上手』（幻冬舎）の中で、マクガバンレポートが目標とした摂取エネルギーや栄養素の構成比は、一九七七年（昭和五二年）当時の日本人が食べていた食事内容と同じだったことを述べられています。

当時、日本の食卓は純和風の食事に肉や乳製品が加わり始め、少しずつ洋風の趣を増していった頃でした。ご飯を主食に味噌汁と、魚や卵、肉、肉加工品が主菜として並び、あとは簡単な副菜が一品か二品……そして乳製品。つまり、和食に動物性食品が加わっているのです。

動物性食品にしか含まれていない栄養素や、吸収しやすい栄養素もあるため、動物性食品を摂る方が健康の維持をしやすいといえるでしょう。動物性のものを一切摂らなければ、「生命素」は不足してしまうことになってしまいます。ただし、摂り過ぎはもちろん良くありませんよね。したがって、このように米を主食とし、食物繊維が豊富な食事に少量の動物性食品が加わったときの食事が、栄養学的に見てもベストということになるのです。

「旬のもの、鮮度のいいもの、穀類中心、野菜もたっぷり、動物性の食品も適量に……。わあ、覚えるべきことがいっぱいで大変だ！」

あなたは今、もしかしてそんなふうに頭をかかえていませんか。あるいは、「フー」とため息をついていませんか。

大丈夫です。安心してください。そんなあなたのために、もっとも簡単な食事チェック法をお教えしましょう。一目でわかる、おそらく世界で一番簡単なチェック法です。

カラフルな食卓を！

それは、食卓の色を見ることです。料理の色がカラフルであればあるほど、さまざまな食材が使われているということですから、色がたくさん混ざっている食卓が優秀ということになるのです。

たとえば、ラーメンを例にあげてみましょう。麺とスープだけなら、ほぼ乳白色ですよね。そこに卵を入れたら黄色が加わりますし、のりを添えたら黒、ねぎを入れたら緑が加わります。これだけで、あっという間に一色が四色になりました。赤を加えたければ梅干しを乗せてもいいですよ。もちろん、人工着色料で染められたものはダメですよね。

こんなふうに、同じメニューでも何かを少しずつ添えることで、色がどんどん鮮やかになり、栄養素も豊富になります。

以前は、厚生労働省が「一日三〇食品、摂りましょう」ということを盛んに言っていました。しかし、一日に三〇食品も摂るのは非常に困難です。

こんな話もあります。ある人が寝る前に、その日、摂った食品を指を折って数えてみたら二三種類しかなかったそうです。「さて、困った！　あと数時間で一日が終わってしまうのに、まだ七品足りないぞ……」。はっと閃き、七味唐辛子を口に入れたんですね。これでぴったり三〇種類というわけです。

これは単なる笑い話ですが、三〇種類の食品を毎日食べ続けるというのは、とても難しいことです。もちろん、その意義は理解できます。いつも決まった種類の食品を食べ続けていたら、同じ添加物ばかり摂ることになってしまいますし、特定の必須栄養素がいつまでたっても不足してしまうことになりますから。しかし、三〇食品を欠かさず摂るというのは現実的に困難であり、厚生労働省もその難しさを実感したのでしょう、今では「一日三〇食品、摂りましょう」ということを、あまり聞かなくなってしまいました。

三〇食品を摂ろうと躍起になるよりも、「カラフルな食事を摂りましょう」と考えているほうが、ずいぶん、気分が楽ではありませんか。食卓の色が一色より三色、五色より七色。これくらいの柔軟さで、食事の質を上げていきましょう。

それから、加工食品を上手に使うのもよいでしょう。

「加工食品ですって!?　そんなもの、体に悪いに決まっているじゃないですか。だって現に、ここまでそんなものを食べちゃダメだって書いていたじゃないの」

と、目くじらを立てる必要はありません。多忙な現代人ですから、加工食品を上手く使うことがあってもいいのです。

しかし、どうせ使うなら体に害がないもの、あるいは、少ないものを選びましょう。どうすればいいかというと、買うときには必ず商品をひっくり返し、添加物の数を見比べること。そして、添加物が少ないものを選ぶこと。要するに、自分の食べ物に対して無頓着ではいけないということです。「自分の体は、食べたものからつくられている」という、健康の原点に立ち返り、食べ物も「自分で選ぶ」という姿勢を身につけましょう。

遠赤外線効果に注目

それでは最後に、旬や鮮度の良い食材を選んだところで、今度は何を使って料理をすると効果が高いのか、お話しましょう。

調理器具は、できるだけ土鍋やセラミック鍋を使用すると良いでしょう。これらを使用すると、「遠赤外線」の効能を調理に生かすことができます。遠赤外線は、炭火焼のときに出て、焼き魚や焼き肉の味を良くするというものですね。

土鍋やセラミック鍋を使って調理すると、鍋から発せられた遠赤外線の波長が持つ振動によって、水分子どうしの水素結合を切ってしまうために、一瞬ですが小さな集団になります。その際に抱え込まれていた有毒なガス成分は空中に放出され、大きな集団に囲まれていた物質や有害な重金属類は、下へ沈殿していきます。そのような、人に不要なものを手放した水分子は互いに集まりあって、最適な大きさの集団になるので、飲んでも美味しい水になります。ということは、調理する食材の不純物が除かれる分だけ美味しさがアップするということです。また、調理後に貯蔵できる時間も長くなります。

それから、意外と知られていないのは、植物性食品中の抗酸化物質であるビタミンやミネラルの大半は、お互い同士や、たんぱく質などと手をつなぎあって動けない状態になっていることです。「食品成分表」に書いてある数値をそのまま計算し、ビタミン類を摂取しようとしたところで、実際にはあまり吸収されていないことになります。

遠赤外線を用いると、このつなぎ合った手が外れやすくなり、吸収率が上昇します。昔から、病人のためのおかゆをつくるときや、薬草を煎じるときに土鍋を使っていたのは、土が熱せられることによって放出される、遠赤外線による効果を期待したものだったんですね。

そのほか、熱の伝導がほぼ均等に進行し、芯までしっかり温めることができるなどさまざまなメリットがあり、まさに一石三鳥にも、四鳥にもなる調理法なのです。

健康サイクル一〇ヵ条　その三
「どう食べる?——ライフスタイルに合った『質』と『量』を考えよう」

朝食は「量より質」

あなたは毎日三食、摂れているでしょうか。「朝はどうしても食欲がなくて……」とか、「朝と昼は少なめで、夜はついドカ食いしてしまう……」など、偏った食事になっていないでしょうか。

まずは朝食から、適正な内容と量についてみていきましょう。

「朝食は、本当に摂るべきなのか」。これは、よく意見が分かれる問題です。私自身のことでいえば、必ず朝食は摂るようにしています。でも、たとえば前の晩に食べ過ぎてしまった日など、朝になってもあまりお腹が空いていないというときは、軽めのもので済ませることもありますし、簡単に果物だけということもあります。

朝食で大事なのは、量よりもその質。つまり、脳のエネルギーとなる糖質とそれをエネルギーに変えるビタミン類を摂ること、これが一番大切なのです。

一晩眠っていても、その間も脳はたえず働き続けていたわけですから、当然、朝には脳のエネルギーが不足していますよね。それを補給して昼食までつないであげることが、朝食での目的です。そこで手軽にエネルギー源を摂取するには果物が最適でしょう。

よく、「果物は食後のデザート」といいますが、果物を食べるなら食事の三〇分前がよいでしょう。果物はそれ自体に消化酵素を含んでいるため、消化に時間がかからず、内臓に負担をかけることもありません。だから、寝起きに少量の果物を食べると、それがスムーズに吸収されて脳へエネルギー源として届くわけです。

もし、食後に果物を食べてしまうと、そのときにはすでに胃の中に他の食べ物が入っていますから、消化・吸収がスムーズという果物の利点は発揮されないことになってしまいますよね。「朝の果物は食後より食前。それも朝一番に」。これを覚えておきましょう。

ちなみに、果物を食べるなら旬のものを選びましょう。また、トロピカルフルーツなど、南方の地域で取れるものは体を冷やす働きがありますので、りんごや柿、みかんなど、日本の風土にあったものを選ぶことも大切です。

少量の果物は三〇分もすれば消化されてしまい、目覚めのエネルギー源は摂れましたので、今度は本来の食事を摂りましょう。主食はやはり、ご飯がベスト。それに味噌汁と漬け物が基本です。

味噌は、本当によくできている調味料です。そもそも、味噌には「緩衝作用」というものがあり、酸やアルカリによってもpHは変動しませんので、どんな材料を加えても、味噌が味を調えてくれます。だから、味噌汁の具材には何を使っても美味しく食べられるというわけです。

さらに、味噌の原料となる大豆には、先述したとおり、米の制限アミノ酸を補い、アミノ酸価を高める働きもあります。ご飯と味噌汁。この二つを朝食の定番にしましょう。

それから、添え物としての漬け物ですが、漬け物はたいてい、野菜を発酵させてつくりますよね。漬け物は発酵することで、さきほどお話したような野菜の中のビタミン類などの結合を外してくれ、吸収しやすくなっているのが特徴です。また、糠漬けでは糠からビタミンB_1などが加わり栄養価もアップします。もちろん、糠漬けや浅漬けなど、自分で手づくりしたものなら安心ですが、添加物だらけのものでなければ、市販のものを利用されるのもよいでしょう。

実は、こうした常備菜が、食事の質を上げるのに大きな役割を担っているのです。

たとえば、小魚の佃煮や焼き海苔などを購入しておけば、それをちょっと食卓に添えるだけで、途端に食事の栄養価がアップします。動物性たんぱく質を摂りたいけれど、朝から魚を焼くのは大変、と思うなら、保存料を使っていないかまぼこを冷蔵庫に常備しておいて、さっと数切れ、添えるだけでも十分です。仙台白百合女子大学人間学部教授の小嶋文博先生にお聞きしたところ、添加物の含まれない本来のかまぼこは、記憶・学習能力の向上、脳機能の改善に役立つそうです。また、メタボリックシンドロームの予防効果や、抗酸化作用によるアンチエイジングなどにも利用できるなど、日本人の知恵が生んだ非常に優れた加工食品だということです。

朝はなにかと慌ただしい時間帯でしょうから、朝食の準備に手間ひまかけては大変です。ぜひ、こうした常備菜を有効に活用しましょう。

昼食はカラフルなものを

さて、朝食に続いて、今度は昼食を考えることにします。

昼食の役割は、夕食までのエネルギー源の確保です。そのため、たっぷり朝食を摂り、昼食の時間になってもそれほど空腹を感じないというのであれば、昼食は抜いても問題ありません。お腹が空いていないのに、時間が来たからといって無理矢理食べるのは、内臓に負担をかけるだけです。そんなときは、昼食休憩の一時間を食事のこと以外で有意義に使いましょう。

もし夕食までもたないかもしれないと思ったら、おにぎりを一つ買っておいて、空腹時に席を外して食べればいいのです。

昼食メニューの選び方は、外食するなら定食を選ぶのがお勧めです。定食ならご飯、味噌汁、それから魚や肉、煮物、サラダ、漬け物など、さまざまな食べ物を一度に摂ることができますし、「カラフルなものを選ぶ」という原則にも適っていますよね。定食といっても、油で揚げたものはできる限り抑えて、いろどりよく調理されたものを選びましょう。

昼食を抜くにはしのびないが、定食では少々重い……。そんなときは、ざるそばのようなものであっさり済ませるのもいいでしょう。

私は、管理栄養士試験の直前、受講生に、「試験日に持参する昼食は、おにぎり程度の軽いもので十分だよ。できれば、いろどり豊かな巻き寿司を半本程度。できるだけお腹の負担を少なくしなさい」と話しています。よく、ゲンを担いでカツサンドやトンカツなどを持参する人もいるかと思いますが、油脂類を多く使った料理は消化に手間取り、脳に血液がまわりにくくなってしまいます。それでは試験中に眠くなり、日ごろの実力が発揮できなくなるかもしれませんよね。

昼食メニューはできるだけ、油物をひかえ、内臓に負担をかけないカラフルなものを選びましょう。

夕食は良質なたんぱく質と野菜類をしっかり摂る

いよいよ、お待ちかねの夕食です。朝昼夕の三食のうち、夕食にもっとも重点を置いている人も多いのではないでしょうか。

夕食ではたいてい、糖質や脂質などのエネルギー源はそれほど必要ではありません。むしろ、大量に食べれば貯蔵へ向かい、肥満や血液中の中性脂肪値が上昇する原因になってしまいます。

夕食で注意すべきことは、良質なたんぱく質と野菜類をしっかり摂ることです。一日、頑張ってストレスなどを浴びながら生活していると、体内ではこれを緩和するために抗ストレスホルモンであるコルチゾールが分泌されるのですが、これは体たんぱく質を壊してしまいますので、夕食で良質のたんぱく質をしっかり補給してあげることが必要なわけです。

同時に、たんぱく質は体内でさまざまな酵素につくり変えられます。それに伴い、酵素の働きをスムーズに促す「補酵素」としてビタミンB群を摂取するために、野菜も必要になってきます。

良質なたんぱく質とはさきほどお話ししましたアミノ酸スコアの高いたんぱく質ですが、これは大豆と動物性たんぱく質を意味します。そこで夕食のたんぱく質源には、大豆製品、魚介類や卵がお勧めです。

それともう一点、夕食は食べる時間帯に気をつけることも必要です。

残業で帰宅が夜中になってしまった場合、あなたは通常の食事を摂りますか。もしかしたら、その時間から一杯晩酌なんていう方もいらっしゃるかもしれませんね。そして、しめくくりにお茶漬けをかき込んで、それからすぐに布団へ……なんていう人も多いでしょう。

しかし、食事が終わってすぐに就寝となると、食べたものがまだ胃の中にあるうちに横になることになってしまい、胃食道逆流症を起こしかねません。食道と胃の境界線には、食道括約筋と呼ばれる筋肉があり、胃の中の消化物が逆流しないようになっています。

食後にすぐ横になってしまうと、この括約筋が緩んで、塩酸である胃液によってドロドロになった食べ物が、口の方へ向かって逆流してしまいます。意識があればすぐに飲み込めるものが、前後不覚に寝入ってしまいますと、胃酸によって食道が焼けただれ、ムカムカするという、胸やけを引き起こしてしまうのですね。このとき、薬局へ行って胃薬を買う人も多いのですが、実際は胃ではなく、食道が胃酸によって傷ついている状態ですから、当然、胃薬を飲んでも効きません。このような症状を起こさないためにも、食後二、三時間経ってから横になるようにしましょう。

また、寝る直前に食べると、食べたものが貯蔵へまわりやすくなってしまいますので、結果、肥満へまっしぐらということになってしまいます。それでは、残業などで帰りが遅くなってしまう場合はどうすればいいのでしょう?

その場合、まず、六時や七時頃におにぎりなどで一度、主食を摂ることです。そして、帰宅してから、お酒を飲みながらでも、簡単な主菜・副菜、たとえば、豆腐やかまぼこ、煮野菜などを摂るといいでしょうね。

ライフスタイルに合った食事を摂る

それから、なんといっても大切なことは、食事を「楽しむ」ということです。食事は、一家団欒の場です。会話がはずみ、楽しく食べればリラックス効果が高くなり、ひいては免疫力のアップにつながります。もちろん、「何を食べるか」ということも大切ですが、「どのような環境で食べるか」ということも忘れないでください。

もう一つ、「どう食べるか」という観点からすれば、ライフスタイルに合った食事を摂るということも大切です。

お年寄りと小学生が同じ家に住んでいるとしましょう。彼らが、まったく同じものを揃って食べるということは、ちょっと不自然ですよね。運動量も違いますし、体に必要なエネルギー量も異なります。食べる量や好みだって、当然、同じではないでしょう。そんなふうに、食事はそれぞれの年齢、性、職業、性格など、ライフスタイルによって考えるべきものです。

お年寄りが子どもの食事内容に付き合う必要はありません。子どもや若い人たちの食事と、高齢者の食事を比較したとき、大きく違うのが、肉をどれだけ食べるかという点だと思います。一般に、子どもたちはよく肉類を摂りますが、高齢になってくると消費量は減りますよね。「食事内容」を一定のルールに当てはめ、誰にでも適用させようとしないことが大切です。

ちょっと話はずれますが、どうして肉の色が赤いのか、ご存知ですか。

これは、ミオグロビンという肉色素によるもので、すでに説明しましたヘモグロビンという血色素の仲間です。ヘモグロビンが酸素を運ぶものなら、ミオグロビンは酸素を貯蔵するものです。これを分解しようとすると、体内で活性酸素が発生します。

よく肉料理には、サラダなどの野菜が付け合わせとして添えられることが多いですよね。これは、肉を食べることによって発生した活性酸素を、抗酸化物質を多く含む野菜を摂ることで打ち消そうというものです。肉を食べるときには野菜も一緒にというのも、人類の長い体験の中で培われてきたものでしょう。

若いころは、活性酸素が多く発生しても、体内で瞬時に消去酵素が作られますから、それらを処理することは簡単です。しかし、四〇歳を過ぎると、このようなインダクション能が低下してくるため、それを食べ物に含まれている抗酸化物質で補わなければなりません。だから、若いうちは多少、肉を食べ過ぎたとしてもそれほど問題がないのに比べ、中、高齢になってミオグロビンの多い牛肉を中心とした食生活を続けていると、活性酸素による被害を抑えることができにくくなってしまうのです。

若い人が肉を好む理由の一つに、アナンダマイドという物質があります。

浜松医科大学名誉教授の高田明和先生はフリーアナウンサーである生島ヒロシ氏との対談

『〈ちょいメタ〉のほうが長生き？』（春秋社）の中で、「食肉や卵に含まれるアラキドン酸は、脳内でアナンダマイドという至福感をもたらす物質になるので、メンタルヘルスには大切である」と述べられています。アラキドン酸とはリノール酸という必須脂肪酸から合成される不飽和脂肪酸ですが、動物性食品に多く含まれているものです。したがって、お年寄りといえども、たまには焼肉を食べたいと思うのも、自然なことなんですね。

また、米を食べる日本人のような農耕民族は温厚であり、肉を食べる欧米人のような狩猟民族は戦闘的であると耳にしたことがないでしょうか。

二〇〇五年、ドイツとオーストリアが制作した『いのちの食べかた』というドキュメンタリー映画があります。その中に、牛が屠殺されるシーンがありますが衝撃的です。これを見て、牛や馬は感情を持っているので、死の恐怖が絶頂に達したときに、最大量のアドレナリンが体中にまわるのではないか、と気づかされたのです。神経伝達物質でもあり、副腎髄質ホルモンでもあるアドレナリンは微量であっても猛毒です。このような毒成分が、牛肉には残存していないのでしょうか。

それに対して、魚には感情はありませんし、痛みを持たない生き物です。たとえば名人といわれる調理人が、鯛をすばやく三枚におろし、身のない状態で水槽に入れるとそのまま泳ぎ続けます。したがって、アドレナリンや活性酸素の心配もいりません。私たちは、ありがたくいただけばいいのです。

同じ魚であっても、養殖ものは、生育するときのエサが異なるため、天然のものに比べて栄養価が落ちてしまいます。

天然の魚は必須脂肪酸であるα-リノレン酸を含むプランクトンを食べていますので、魚の油には、ＥＰＡ（エイコサペンタエン酸）やＤＨＡ（ドコサヘキサエン酸）という、健康を維持するうえで欠かせない脂肪酸が豊富に含まれています。

それに対して養殖魚は、リノール酸の多い穀類をエサとして与えますので、ＥＰＡやＤＨＡを合成することができません。さらに、効率よく魚を養殖するため、一種の劇薬を養殖網に塗っていることもありますから、背の曲がった魚が、切り身やフライとして出回っていることもあります。

だから、養殖された高級魚よりも、天然の小魚を食べるほうが、栄養面からみても、安全面からみても、もちろん家計の面からみても、よいということになります。

健康サイクル一〇ヵ条　その四
「油や調味料は、本物を使おう」

油は遮光瓶に入っているものを選ぶ

良質な油を選ぶことの大切さは、第３章で述べたとおりです。マーガリンやショートニングなどに含まれるトランス型脂肪酸は、良くない油の親玉的存在。これは、極力避けましょう。

かつて、ドイツで若者の間にクローン病が続出したときがありましたが、これもトランス型脂肪酸の多量摂取が原因とみられています。このクローン病とは小腸（特に回腸末端）の粘膜に非連続性の炎症および潰瘍を起こす難病です。一〇代から二〇代の若年層に発病するケースが多く、ひどくなると口から肛門にいたる消化器全体に炎症や潰瘍が発生する可能性があります。

長年、原因不明とされており、根本的な治療法はないといわれているのですが、その原因はマーガリン等に含まれるトランス型脂肪酸にあるのでは、と考える医師たちも多数います。ドイツのケースでも、マーガリンの発売開始時期とクローン病患者が増加したタイミングが一致し、両者の間に相関関係がみられたため、ドイツ国内ではマーガリンの製造を禁止する措置が取られています。

現在、私たちの食生活において、油は欠かせない存在になりました。だからこそ、それを選ぶときには厳しい目を持って、本物を選ぶことが大切です。では、どの点に注意して油を選べばいいかというと、それは瓶の色、簡単にいえば、遮光瓶に入っているものを選ぶのです。これは、オリーブ油にしても、ごま油にしても、すべてに共通していえることです。

本来、油は酸化しやすい生鮮食品で、悪くなって当たり前のものなのです。油の酸化は、空気中の酸素に触れたり、熱や光にさらされたりすることで進みます。だから、良い油は遮光瓶に入れないといけませんよね。

毎日使う調味料こそ本物を

食塩や味噌、醤油などについてもしっかり原料を確かめて選びましょう。現在は、スーパーへ行けばびっくりするほど安いものから、一桁違いの高級品まで様々なものが並んでいます。一般的には、品質の良いものほど、値段が高くなるとみていいでしょう。

食塩は、海塩などミネラルの豊富なものを選びましょう。塩化ナトリウムからできている純粋な化学塩は、血圧を上げてしまう働きを持っています。一方、海塩の主成分は塩化マグネシウムであり、これは、血圧を正常に保つ働きがあるのです。

それから、大豆から作られる味噌や醤油。これも、丸大豆を使って、時間をかけてじっくり発酵したものを選びましょう。

今では、製造技術がずいぶん進化していますから、短時間で熟成発酵させることが可能です。じっくり時間をかけて熟成した本物は栄養価が高く、うま味とコクがありますが、化学薬品の力を借りて、あっという間に完成させたものに本来の味はありません。たとえば、大豆の粉と塩酸を一緒に炊き、カセイソーダでそれを中和したアミノ酸液に、着色し、甘味をつけた「醤油モドキ」もあります。

調味料は、毎日使うものです。本物と添加物だらけの「モドキ」のどちらを選びますか。多少、値が張っても「良い物」を使ったほうが、健康面でも、また、味覚の面でも良いことはおわかりですよね。

以前、ある小学校で栄養士さんと調理師さんが協力し、だしから取った味噌汁とインスタントの味噌汁を子どもたちに飲んでもらい、どちらが美味しいと感じるか、調査したそうです。すると、多くの票が集まったのはインスタントの味噌汁でした。これは、子どもたちがインスタント味噌汁そのものを「美味しい」と思ったというよりも、インスタント味噌汁に使われている化学調味料（うま味調味料）の味になじみがあり、それを「美味しい」と感じた結果でしょう。

インスタント味噌汁に使われている化学調味料とは、一般的に「だしの素」という名称で市販されているものです。サッとひと振りするだけで料理にうま味を加えられるので、母親にとって便利なものなのでしょう。台所の様子がよくみえてきますね。

食は、大切な文化です。その国やその地方の風土や気候の中で育まれ、脈々と受け継がれてきた大事な歴史です。それが、工場で大量生産により生まれた、良くも悪くも同じ味、何を食べても同じ味、という添加物に汚染されてしまっては、まったく日本らしさがなくなってしまいます。

毎日使うものこそ、ぜひ、本物の味を。そこから、本当に豊かな食文化が生まれるのではと思います。

健康サイクル一〇ヵ条　その五
「『体を温めるもの』を食べよう」

冷えが「ぽん」の原因になることは、これまで何度もお話してきました。体が冷えるということは、血液がまわっていないという証拠であり、また、酸素や栄養素は血液に乗って体内を隅々まで運ばれるのですから、血液が流れていなければそれらも隅々まで行き届いていないことになってしまいます。そして、「ぽん」は酸素がなくても生きていくことができる細胞ですから、酸素が体内へ行き届かないということは、すなわち、細胞が「ぽん」化する危険性が非常に高いということになるのです。

では、冷えを解消するためにはどうすればよいでしょう。

たとえば、お腹いっぱいになるほど食事をした後は、眠くなったり、頭がボーッとしたりしませんか。これは血液が消化のために胃腸などの内臓に集まってしまい、大切な脳に血液がまわっていない証拠です。したがって、食べ過ぎると消化・吸収が終わるまで、脳や骨格筋などへの血液供給量が低下するので、その間は手足の温度が下がってしまいます。

平常時の体温が低いということは、その消化器が集まっているお腹の部分ももちろん低いということです。食べ物の消化・吸収に活躍してくれている消化酵素に必要な温度は三七度ですから、低体温は消化酵素の働きを確実に低下させてしまいます。また体温が一度下がると免疫力が三〇%低下するといわれていますように、食べ物と一緒に侵入してくる細菌やウイルスなどの異物を、免疫細胞がうまく処理できなくなる可能性が高くなります。そのため、寒いときは、内臓を守ろうとして血液が体の中心部に集まり、手足が冷えやすくなってしまいます。

「ぽん」の多くも内臓に発生するように、内臓温度の低下は好ましいものではありません。

そこで、最も簡単な方法として、常にお腹を温めておくように、腹巻をしたり、厚着をしたりするとよいでしょう。しかし現実の日常生活で、そのようなことができる環境にいれば別ですが、ビジネスマンには難しいのではないでしょうか。もちろん、運動をしっかり行って筋肉をつければ、基礎代謝が上がり、体温も上昇しますが、そのような時間が果たして日常的に取れるのでしょうか。運動すれば体温が上がるであろうことは、子どもでもわかることですが、実際にはなかなかできないのが、あなたではありませんか。

だから、毎日必ず摂っている食事を少し変えてみることで、体を温めてみましょう。

まずは「温かい食べ物、温かい飲み物」を摂るよう心がけることです。温かい物を胃に入れてあげれば、その分だけ消化器官の負担が軽減されます。

それもできない場合は、せめて体を冷やす物を食べたり、飲んだりしないことです。体温の低い人が、冷たいアイスクリームや冷えた清涼飲料水を多量に飲み、内臓を冷やすことは、自殺行為であることを、まず、強く認識しましょう。すでにお話ししましたように、大量の砂糖や脂肪を摂取することも、血液の流れを悪くして体温を下げてしまいます。また、「水は飲むほど体に良い」といって水分を摂り過ぎることは、お腹を冷やし、体温を下げることになってしまいます。汗もかかず、運動もしない人が水分ばかり摂ることは好ましくありません。

専門的になりますが、食事誘発性体熱産生（ＤＩＴ）といって、食べ物を摂取することによってエネルギー代謝が亢進し、体温が上昇する現象があります。代謝の亢進は、たんぱく質では、摂取エネルギーの三〇％と高く、体温上昇は長時間持続します。たとえば、真冬の寒いときに焼き肉を食べた後、体が温まってくる感覚はありませんか。決して、焼き肉を奨励したり、たんぱく質をしっかり摂れといったりするつもりはありませんが、食べ物自体が体温をつくるものであることも認識していただきたいと思います。

私の机の引き出しには、体を温めるといわれる生姜湯が常備されており、いつも、お湯に溶かして楽しんでいます。抗酸化作用に優れたノンカフェインのルイボスティーと同様、私には欠かせない飲み物です。ただ、この生姜や唐辛子などは適度に摂ると体温が上昇しますが、摂り過ぎてしまうと汗が噴き出します。これは発汗によって逆に体温を下げようとする行為ですので、注意しましょう。

季節によっては、体を冷やす食べ物や飲み物も必要でしょうが、それよりも常にお腹が温まり、体全体が温まる物のほうが大切ではないかと思います。

健康サイクル一〇ヵ条　その六
「体を温め血液をまわそう」

入浴習慣をつける

お風呂といっても、簡単にシャワーをさっと浴びておしまい、というスタイルは、若い人に多いのではないでしょうか。一昔前、「朝シャン」という言葉が大流行しましたが、なにかと慌ただしく、忙しい現代人にとっては、ゆっくり入浴をするより手軽にシャワーで済ませてしまうほうが、現実的なのかもしれません。

確かに、シャワーは簡単です。湯船にお湯を溜める時間もかかりません。シャワーにはシャワーの良さもありますが、「体を温める」という観点からいえば、やはり、「しっかり入浴し、体を芯から温める」という方に軍配が上がります。シャワーは体の表面を一時的に温めてはくれますが、すぐ、外気に熱を奪われてしまいます。

先にも述べたように、私は毎朝、少なくとも三〇分は入浴するようにしています。入浴は私にとって体を温める時間であり、その一方で、頭の中をすっきり整理する大切な時間にもなっています。

たとえば、仕事などで、どれだけ考えても答が出ないような難問を抱えているとしますよね。うんうん唸っても答が出ないとき、私はいつも「答は朝の風呂で出そう」と考えを切り替えます。実際、朝、風呂に入っていると、答がひょっこり現れたりするのです。

実は、睡眠というのは、頭の中をすっきり整理してくれる時間でもあるのですね。だから、問題を抱えながら眠ったら、たとえ睡眠中、意識はなくても脳の中で問題がきちんと論理立てて整理されるため、翌朝、入浴するときには答がはじき出されるというわけです。

私はこんなふうにして、専門的な事柄をわかりやすく説明するための「安部式」といわれる教え方や暗記法を創り出して来ました。実をいうと、この本も入浴時間に考えたことが多大なヒントになったりしています。

だからこそ、簡単にシャワーで済ませてしまうのではなく、毎日、入浴の習慣をつけることをお勧めします。

入浴をするうえで気をつけるべきことは、入浴をする時間帯です。私のように朝入浴する人、仕事から帰って来て入浴する人、寝る直前に入浴する人など……。基本的に、それぞれのライフスタイルに合わせて入浴すればよいのですが、一つ、気をつけていただきたいのは、食後すぐに入浴しないということです。

食事をすると、消化・吸収が始まりますから、自然と副交感神経が優位になります。一方、入浴は湯の温度によって異なりますが、四二度以上で交感神経が活発になります。食後すぐに入浴するということは、副交感神経から交感神経へ急激にスイッチを切り替えるということになり、消化・吸収機能を止めてしまいます。食後、少し休息してから風呂に入るようにしましょう。

それから、お湯の温度についてですが、ぬるいお湯は副交感神経を優位にし、熱いお湯は交感神経を刺激する働きがあります。あまりぬる過ぎても体を冷やしてしまいますし、熱過ぎてもじっくりお湯に浸かることができません。お湯の温度は長く入っても苦ではない、熱過ぎもせずぬるくもない程度に設定しましょう。

一般的には、体内深部の温度より四度くらい上がベストといわれます。私は四〇度前後の温度が好きですが、低体温の人ではこの温度は熱過ぎると感じるかもしれませんね。

最後にもう一つ。お風呂に入るときは汗のかき方に注目しましょう。

私の場合、汗のかきかたはいつも一定ではなく、今日は汗がよく出るなというときもあれば、まったく汗が出ないというときもあります。これは、その日の体調によって異なるためで、体調が悪いときには発汗作用も鈍くなっているのでしょうか、汗が湧き出てきません。

入浴以外では、私は寝るときに、しばしば遠赤外線が放出される布団を使用しており、これも体を温めることに一役も二役もかっています。この布団は数年くらい前から使っていて、遠赤外線を放射するトルマリンの小石が全面に並べられているものです。その上に寝るだけでどっと汗をかくことができる、岩盤浴の布団版といえるもので、さらに温熱効果を高めたものです。しかし、これもまた体調が悪いと汗がまったく出て来ません。自分にとって汗をかくということは、体調を計るバロメーターのようなものでもあるのです。

代謝が良く、体温の高い体には、「ぽん」細胞のつけ入る隙がありません。「ぽん」細胞は高温に弱いという弱点をもっています。体温を常に上げるように心がけてください。

健康サイクル一〇ヵ条　その七
「意識して体を動かそう」

歩く習慣をつける

正直申し上げると、私は運動が苦手です。ときどき、家族や友人たちとボーリングをしたりすることはありますが、あまり積極的に体を動かすタイプではありません。

そのかわり、日々意識しているのは、「歩く」ということです。私は全国各地で栄養学などの講習を行うため、月の大半は出張に出ています。三〇年間をトータルすれば、（自称）日本一移動距離の長い講師だと考えておりますが、出張の際には、できるだけ歩くよう心がけています。健康を保つために必要なのは、何も、激しいスポーツやトレーニングではありません。意識して、歩く習慣をつけることが大切なのです。

心臓から送り出された血液は、足先まで辿りつくと血圧はゼロになりますが、再び心臓へ戻らないといけません。そこから重力に逆らって心臓まで上ってくるには、相当強く血液を押し上げる力が必要です。

血液が心臓から送り出されるときに通る血管は動脈と呼ばれ、反対に、全身の毛細血管から戻る血液を心臓に送るために使われる血管は、静脈と呼ばれています。この静脈には逆流を防止するための弁（静脈弁）がついており、血液が一方向にしか流れないようになっているのですが、足を動かしたときには筋肉が静脈を圧迫し、血液が上へ押し上げられる仕組みになっています。つまり、筋肉の助けによって血液は上へ、上へと心臓に戻っていくわけです。

しかし、歩く習慣がなく、筋肉量が少ないと、この筋肉運動がスムーズに行われず、血液を心臓まで戻すことができません。したがって、体内に血液が循環しにくく、体温も上がりません。当然、足がむくんだ状態になってしまいます。

足の筋肉を鍛えるには、それほど難しい運動を必要としません。アスリートさながらに、必死でトレーニングする必要もなく、軽いウォーキング程度でも十分効果は現れます。さらに、歩くことは、全筋肉の七割を占める足の筋肉を使うことになるので、体温を上昇させる効果もあります。

また、みなさんの中にはウォーキングでは物足りないと、毎日ジョギングで爽快な汗を流すことを日課としている人がいらっしゃると思います。その際には、できるだけビタミンCとEを含む総合サプリメントを摂られることをお勧めしておきましょう。

ビタミンEが欠乏すると、呼吸によって吸収した酸素の実に四三％が、活性酸素として脂質の酸化に使われるといわれます。ジョギングの創始者であったアメリカのジム・フィックスは、五二歳の若さで亡くなりました。ジョギング姿で国道脇に心筋梗塞を起こして倒れていたのです。身体活動が強く、実施時間の長い運動は、体にとってストレスであることを決しておを忘れのないように。

大切なのは、無理なく継続することです。ぜひ、歩く習慣を身につけて、血液循環のよい体をつくりましょう。

健康サイクル一〇ヵ条　その八
「吐く息を意識しよう、そしておおいに笑おう」

呼吸は吐く息を意識する

普段、私たちが何気なくしている呼吸ですが、あなたは「吸う」と「吐く」のうち、どちらがより大切だと思いますか。

「もちろん、空気を吸わないと人間は酸欠状態になってしまうから、やっぱり、『吸う』方が大事なんじゃないの？」

そう考える人も多いでしょう。確かに、ラジオ体操は「息を吸って」という言葉とともに始まりますし、私たちは無意識のうちに「呼吸＝息を吸うこと」と、頭にインプットしているのかもしれません。

しかし、実際は逆です。呼吸は「吐く」ことから始まるのです。ヨガを体験したことのある人ならご存知だと思いますが、ヨガではまず、息を吐き切ることを学びます。体内の息をすべて残らず吐き出してしまうと、自然と空気が入ってくるからです。もし、息を吐き切ることなく吸おうと思ったら、かえって苦しくなり、胸いっぱいに空気を取り入れることはできませんよね。

人間の呼吸は、延髄にある中枢神経が司っています。延髄って、どこにあるかご存知ですか？　ちょうど、後頭部と首の境目あたりにあり、俗に盆の窪（ぼんのくぼ）と呼ばれる位置にあるのですね。盆の窪に聞き覚えのある方も多いでしょう。時代劇で人気の殺し屋も、静かに背後から盆の窪を狙って針を刺していましたよね。あの場所にあるのが、延髄です。

そして、なぜこの延髄が「中枢」神経と呼ばれるかというと、ここには人間の生命活動にとって大切な三つのセンサーがあるからです。「酸素が少なくなっていますよ。危険です、酸素を吸ってください」と知らせるセンサー、「二酸化炭素が多くなっていますよ、二酸化炭素を吐いてください」と知らせるセンサー、「血液のｐＨが７・４から酸性側にぶれていますよ、二酸化炭素が血液中に多いようですから、しっかり吐き出してください」と知らせるセンサーです。

このうち、延髄のもっとも中心的な役割は二番目の「二酸化炭素が多くなっている」と知らせるセンサー。つまり、「息を吐きなさい」と命令しています。

一方、人間にはこのほかにも末梢のセンサーがあります。心臓から出た大動脈が、上下に分岐する位置にある大動脈弓の下部にくっついた「大動脈小体」と、外頸動脈と内頸動脈の分かれ道のところにある「頸動脈小体」です。この二つは「酸素が少なくなっていますよ。危険です、酸素を吸ってください」と知らせる働きが強いのです。

すなわち、「吐く」ことを中枢神経が、「吸う」ことを末梢が担当していますので、中枢神経が命令する「吐く」ほうが大切だということです。

しっかり二酸化炭素を吐き出せば、自然と酸素が体内に取り込まれます。まずは「吐く」という行為を意識的に行うようにしましょう。

延髄から呼吸器に出ている神経は、迷走神経といって副交感神経の一つです。すなわち、息を吐くことは副交感神経を刺激することにつながりますので、吐くことを意識することで自然にストレスを抑えることができます。

ちなみに、吸うときは鼻で行いましょう。鼻の中の鼻腔、副鼻腔の内面は小さな線毛の生えた粘膜で被われており、分泌する粘液によって鼻の中に入ってきた細菌やウイルス、ほこりの粒子を捕らえます。線毛がそれを鼻孔またはのどの方向へと運び、気道から除去します。口呼吸をしてしまうと細菌やウイルスなどを食い止めることができず、そのまま肺に入ってしまいます。吐くときは口でも鼻でもかまいませんが、吸うときは鼻呼吸にすることが基本です。

ちゃんと鼻呼吸をしていれば、インフルエンザウイルスなどにビクビクする必要はありません。私は新幹線をはじめ地下鉄など、多くの人の中を移動していますが、この三〇年間、マスクを一度もしたことがありませんし、残念ながら風邪もひいたことがありません（発熱して一度「ぽん」細胞の大掃除をしてもいいかなと、この原稿を書きながらつい、思ってしまいました）。

ところが、最近の研究によると、日本人の半数以上が無意識のうちに口呼吸をしているとのことです。小学生以下の子どもでは、八割が口呼吸をしていますから、矯正しておかないと扁桃腺に炎症を起こしやすく、さらに急性糸球体腎炎などの腎臓病に罹りやすくなるので注意が必要です。

「笑い」でＮＫ細胞を活性化

また、「笑い」もおもいっきり息を吐くことだということにお気づきでしょうか。近年では「笑い」の医学的効能が明らかにされつつあり、「笑い」は化学療法にも勝る、「ぽん」の治療法であるとする意見も聞かれます。大阪大学医学部精神医学教室では「笑い」が「ぽん」細胞を処理してくれるＮＫ細胞を活性化することを実験で明らかにしています（二〇〇〇年九月一六日『日本経済新聞』）。つまり、笑えば笑うほどＮＫ細胞の働きが活発になり、体の免疫力も高まるということなのですね。

学問的な話は抜きにしても、実際、涙を流しながら大笑いしているときは、頭の中でほかのことなど何も考えられませんよね。とにかく、息を吸うのが苦しくなるほど、笑うことに対して夢中になっているのではありませんか。そんなときは、当然、「ぽん」のことなど、頭の中からすっぽり抜け落ちていますよね。

反対に、怒っているときはどうでしょう。「そういえば、あのときはああだった、このときもこうだった」と、次から次へとマイナスの感情が噴き出して来て、心が怒りの感情でいっぱいになり、手がつけられないほどになってしまうのではないでしょうか。負の連鎖と呼ぶべきか、いっときのマイナスの感情がどんどん過去にさかのぼって、心の中に鬱積していた否定的な気持ちを表面へ引っ張り出してしまうのですね。

とにかく些細なことにこだわり過ぎないことです。小さなことを気にして物事を悲観的に考えていたり、過去の失敗をいつまでも引きずっていたら、ストレスによってNK細胞がどんどん減ってしまいます。NK細胞は「笑い」によって増えていくものなので、喜劇を見たり、落語や漫才に出かけたりして、おおいに笑いましょう。

また友達と冗談を言いながら、明日を語り合っていたほうが、抗がん剤よりも確実な「ぽん」治療につながります。「笑い」によって、あなたの意識から「ぽん」の存在をなくしてしまいましょう。

健康サイクル一〇ヵ条　その九
「十分な睡眠をとろう」

「ぽん」は夜につくられる

免疫力を高めるには十分に「睡眠」をとることが必要です。

「『ぽん』は、夜につくられる」ということをご存知ですか。これは、体温が最も下がるのが夜、特に朝方の時間帯であり、この時間に低体温を好む「ぽん」が発生する、ということです。だから、その時間にしっかり睡眠をとって、体を休めておけば心配はありません。逆に、その時間帯に起きていることがストレスになってしまい、「ぽん」細胞をつくってしまうのです。

昔、夜といえば真っ暗であるのが普通でした。商店街も夜になれば閉まりますし、ネオンサインやイルミネーションもそれほど多くありませんでした。当然、町にはコンビニもありませんでしたから、夜になると寝るのが当然のことだったのです。

しかし、今では二四時間営業のコンビニや街灯も増えました。テレビやラジオからは一晩中、深夜放送が流れていますし、テレビゲームで朝まで遊ぶことも可能です。さらに、携帯電話の普及で、二四時間、いつでも友人や知人とコンタクトを取ることができるようになりました。

こんなふうにして、「夜は寝るもの」という認識が少しずつ薄れ、夜更かしや寝不足などが当たり前のものとなってしまいました。不規則な生活を続けていれば、体に無理がかかるのは当然ですよね。人間も自然の一部であり、自然と同調した生活を送ることが、健康に良いのは当然のことだからです。体温が低くなる夜は体をしっかり休め、日中のストレスを癒す時間。生活スタイルが夜間へずれ込んでいる人は、少しだけ時間を早めて、睡眠をとるようにしましょう。

睡眠が大切な理由にはもう一つあります。それは、人間が本来持つ、体内時計を調整する働きです。

一日は二四時間、これは常識ですね。しかし、人間のバイオリズムは一日二五時間ということが科学的に証明されています。これを立証したのは、ドイツの生理学者であるユルゲン・アショフという人です。彼は、外の世界から遮断された部屋に二六人を集め、そこで一ヵ月近く生活させて、さまざまなデータを取りました。その結果、毎日眠ったり、起きたりする人間の生活サイクルが、二四時間ではなく二五時間であることをつきとめたのです。

しかし、なぜ日常では二四時間を一日単位として生活できているかというと、これは毎朝、太陽の光がリセットしてくれているから。人間の体内時計は、脳内にある視交叉上核という、神経細胞の集まりの部分で制御されているのですが、目から入った光の情報は、視神経を通じて視交叉上核に至り、それによって夜間と昼間のスイッチが切りわり、日常的な活動が始まるのです。

　ということは、毎日、朝方近くまで夜更かししていて、夕方近くなって起きるという昼夜逆転の生活をしていると、どうなるでしょう。当然、体内時計は完全に狂ってしまいますし、日常生活にも支障をきたしてしまいます。生体リズムの狂いは人間にストレスをもたらし、結果として、免疫力の低下を招き、「ぽん」細胞を増やすことにつながります。

　免疫力を高めるには、とにかく、規則正しい生活をすること。夜型の生活から早寝、早起きの生活へ変えること。これだけでも、ずいぶん、気持ちの持ちようが変わるはずです。

　ちなみに、夜眠るときは、テレビやラジオなどをつけていたり、電気をつけっぱなしにしていたりする人もいるかもしれませんが、すべての情報を遮断し、暗くして眠りましょう。神経伝達物質の一つで「メラトニン」というものがあります。これは、脈拍、体温、血圧を低下させることによって睡眠と覚醒のリズムを上手に調整し、自然な眠りを誘う作用があります。この分泌には、光の量が関わっており、目に入る光の量が減ると、メラトニンの分泌が盛んになり、スムーズに深い睡眠状態へと入っていくことができるのです。質の良い眠りを得るために、寝るときには部屋を暗くし、テレビなどを消すようにするとよいでしょう。

健康サイクル一〇ヵ条　その一〇
「スムーズな排便を心がけよう」

口に入れた食べ物は、食道から胃、そして小腸まで、消化酵素を浴びながら次第に分解され、空腸、回腸で必要な栄養素のほとんどが吸収されてしまいます。小腸の長さは六〜七メートルですが全面に絨毛、さらには微絨毛を持ち、これを広げるとテニスコート一面分の広さになります。これだけの面積を使って、消化・吸収という大変な作業が、毎日繰り返し行われています。

そこから先が大腸で一・五メートルの長さですが、吸収されなかった残りものをエサとする腸内細菌が棲みついています。第4章では、食物繊維がこの大腸にとってもっとも重要なものであり、便を形成して、排出をスムーズにさせていることをお伝えしました。この章では、大腸に棲みついている腸内細菌についてお話してみましょう。

腸内には一〇〇〇種類以上、数では一〇〇〇兆個、重さにすると一〜一・五キログラムの腸内細菌が存在しています。実は、便の半分近くは、この腸内細菌またはその死骸なんですね。

腸内細菌は、大きく三つのグループに分けられます。まずは、みなさんご存知のビフィズス菌（乳酸菌の一つ）などの「有用菌（善玉菌）」で、約二〇%を占めています。次がウエルシュ菌などの「有害菌（悪玉菌）」、これが約一〇%です。それから、非病原性のバクテロイデスなど「日和見菌」といわれるものが、約七〇%います。それらがちょうど、花畑のような様相（フローラ）で、集団をつくって暮らしています。

「有用菌」は、糖を分解して大量の乳酸や酢酸をつくり、腸内環境を酸性に保ちます。また、発酵によって短鎖脂肪酸やビタミンB群、ビタミンKなど、人体で合成できない栄養素をも生成しています。

「有害菌」は、腸内で腐敗によってインドール、スカトールなど悪臭物質や、二次胆汁酸などの「ぽん」促進物質をつくります。それから、注目して欲しいのは、その中間に位置する「日和見菌」の存在です。これは名前のように「有用菌」「有害菌」のどちらかが優位に立つと、優位な方になびいてしまう菌です。

腸内環境を良くし、スムーズな排便が行われるには、この三つのグループの関係をみることです。一般的には、「有用菌」対「日和見菌」対「有害菌」の割合が二対七対一が理想ですが、便秘などの場合、「有害菌」が増えて「日和見菌」がそれに味方をしている状態になっています。

それを改善するには、もうおわかりですね。この七〇%を占める「日和見菌」を「有用菌」の仲間にすればよいのです。そのためには少なくなった「有用菌」を増やせばいい、簡単な理屈です。

では、どのようにすれば「有用菌」を増やすことができるのでしょうか。

考えられる方法が二つあります。一つ目は直接、「有用菌」を大腸まで送ること、二つ目は「有用菌」のエサになるものを送ってあげることです。ちなみに、前者を「プロバイオティクス」、後者を「プレバイオティクス」と呼んでいます。

ときどき、ヨーグルトなど乳製品のコマーシャルで「生きて腸まで届く」という言葉を聞くことはありませんか。これは、「プロバイオティクス」のことで、胃酸や消化液に壊されることなく、生きたままで腸に届く菌を、直接取り入れることで、良い菌の数を増やそうとするものです。

しかし、これにも問題点はあります。便秘になりやすい人は、いつも腸の中は「有害菌」の勢力が強いということですから、「有害菌」専用のエサしか入って来ない、つまり「有用菌」が生きていくためのエサが少ないということになります。そこに大量の「有用菌」を送ってみても、腸に根付き、仲間を増やすことはできないので、「有用菌」を、永久的に送り続けなければならなくなります。

そこで、「有用菌」が根付き、増殖できる環境を作るためには、「有用菌」専用のエサを送ればよいことになります。このために生まれたのが「プレバイオティクス」です。

コンビニやスーパーで、「おなかの調子を整える」と書かれた「特定保健用食品（通称トクホ）」という、人が両手を上げているマークの入った食品や飲み物をご覧になることがあるでしょう。厚生労働省（現在は消費者庁）が、食品成分の中で「効果がある」と認めたものに、三つの食物繊維と六つのオリゴ糖がありますが、これらのいずれかの成分が入っていることが認可の基準になっています。

オリゴ糖は、ブドウ糖や果糖などの単糖が数個結合したもので、大豆オリゴ糖、フラクトオリゴ糖など六つのものが、腸内細菌が喜んで食べるエサになる、と国も認めています（わが国では「薬事法」が最優先されており、病気を治すものは「薬」しかなく、食べ物によって病気が治る、と言うと罰せられてしまいます）。

以前、「日本ビタミン学会」の大会終了後に、市民公開フォーラム「サプリメントを考える」という集まりがありました。その際、壇上に並ばれた東大出身の各分野で活躍されている七名の先生に、「具体的にどのようなサプリメントをお摂りでしょうか」と、質問してみました。当然、「ビタミン○△」という答を期待していたのですが、意に反して「毎日二〇〇グラムのオリゴ糖」「ヨーグルト」「私もヨーグルト」と答えていただいたのが印象に残っています。

実際、私も週に三～四日はホテル暮らしをしており、理想的な食事が摂りにくいので、ホテルに入る前に、近所のコンビニでヨーグルトを購入しています。ただ、ヨーグルトの種類は多く、同じトクホ製品であり「整腸作用」と書いてあっても、「大腸の便秘を改善したいのか」「小腸での免疫力を高めたいのか」「胃の調子を良くしたいのか」など、自分に適したものを選ばないと効果が期待できません。それだけこの分野は研究が進んでいますので、各製品がどんな働きを持つのかメーカーに問い合わせたり、ホームページで調べたりすることをお勧めします。

これら「プロバイオティクス」や「プレバイオティクス」の食品は、残念ながら一度に摂りだめすることはできません。「昨日、大量にヨーグルトを摂ったから、当分摂らなくても大丈夫だな」というのではなく、毎日、一定量を継続して食することが大切です。

それからもう一つ。スムーズな排便を行うために、朝食はゆっくりと食べましょう。朝は何かと気ぜわしいでしょうから、あなたの現在の起床時刻よりも一五分前に起きて、食事する時間に少しゆとりを持たせ、その後のトイレ時間をつくりましょう。ゆっくり食べることで副交感神経が刺激され、腸を活発に動かして排便できる態勢になるのです。胃に食べ物が入ることで、胃・結腸反射といって自動的に便意をもよおすような仕組みになっています。

便意をもよおしたら、すぐトイレに行くようにしましょう。便意を我慢することが便秘の大きな原因でもありますので、たとえ便意がなくても、朝食後には必ずトイレに座る習慣をつけることが大切です。

以上、私たちが日常生活で気をつけるべき一〇の事柄をご提案いたしました。

どうですか。実際、それほど難しいものではないことがおわかりでしょう。

「何だ、これだけ注意すればいいのか」と、少々、拍子抜けしている人もいらっしゃるかもしれませんね。実は、食べ物にしても、睡眠にしても、入浴や運動など、いつも何気なく行っていることにちょっと意識を加えるだけで、「健康」へ向けて、大きくシフトすることができるのです。

なによりも大切なのは、「自分の健康を人任せにしない」ということ。「ぽん」をはじめ、ほとんどの病気は自分の偏った生活習慣や、ネガティブな心から生まれるのです。ということは、ちょっと生活を変えるだけで、あるいは、思考をポジティブにするだけで、ずいぶん、健康状態が変わると思いませんか。

心が変われば、必ず体も変わります。明るくて健やかな心が、「ぽん」と縁のない、本当の「健康」をつくるのです。

エピローグ

さて、まずはプロローグでおたずねしました質問の解説をしてみましょう。

もう一度、患者である安部さんの状況について整理してみます。

医師は、定期健康診断において安部さんの虫歯を発見。すぐに抜歯することを本人に勧めました。手術のときに歯の様子を詳しく見てみると、どうやら他の歯にも虫歯が転移している可能性があり、「この際だから、それらの歯も抜いてしまいましょう」ということで、結局、計六本もの歯を抜く大手術に。

その後、「虫歯がこれ以上、転移しないように」と、抗虫歯剤や放射線を使った治療を継続するよう勧めています。患者の安部さんはこれらの治療を何の疑いもなく受け入れ、「虫歯に負けないよう、闘います」と力強く宣言していましたね。

そして、私がみなさんにおたずねした内容は、このようなものでした。


この話の中の、「どこ」が「どんなふうに」おかしいのでしょう。

この本を読み、「健康サイクル」を理解されたあなたなら、もう、すでにおわかりですよね。

そう、自分の健康は決して人任せにしてはいけないということです。つまり、あなたの健康はあなた自身で守り、また、あなたの不調もあなた自身がつくり出したものであるという意識を強く持つことが必要なのです。

人間が生きていくうえで、毎日が健康という状態はもちろん理想的です。しかし残念ながら、現代社会という、さまざまなしがらみの中で生きていこうとすれば、無理や我慢、悲しみなどによって健康を崩してしまうこともあるはずです。また、年齢を重ねれば重ねるほど、以前のような無理がきかなくなり、あちこちに不調を感じることも多くなるでしょう。そのようなとき、私たちはどのように対応すればよいのでしょう。その点を、あなただったらどうされるのか、おたずねしてみたかったのです。

それは、医師や薬に体を任すことではありません。もちろん医師のアドバイスは大切なことですが、まずは自分で原因を考えることです。原因のないところに、結果はありえないのですから。原因もわからないのに、今を取り繕ってみても、必ず将来に同じ状況がやって来ます。また同じ対症療法を繰り返さないといけなくなります。そのためにも、あなたの体が教えてくれることに、しっかり耳を澄ますことが必要なのです。自分の体の状況をしっかり理解し、体の声を聞けるのは、自分しかいないのです。

虫歯ができたとわかるやいなや、困ったときの神頼みといわんばかりに、治療を医師に丸ごと任せてしまうのは、自分自身の健康に対する責任を人任せにしてしまったことになりますよね。そうではなく、「歯の磨き方が悪かったから、虫歯になったのかな」と、自分で虫歯の原因について考え、改善してみる。あるいは、「本当に異常のない歯まで抜く必要があるのかな」「副作用があるかもしれないのに、抗虫歯剤や放射線などの治療を行う必要があるのだろうか」など、自分の頭で考えてみる。そして、疑問に思うことは臆せず、医師にたずねてみる。

そんな自主性と主体性が、安部さんには必要でした。

私たちはどんな病気でも、病院に行けば治してもらえると信じています。もちろん、急性心筋梗塞のように死の危険性が高い疾患や、交通事故による大けが、新型インフルエンザ感染症など、緊急処置を必要とする医療分野では、絶大な効果を発揮して、多くの人たちの命が救われています。

しかし、ガンをはじめ、糖尿病や腎臓病などの「慢性疾患」分野においては、完治を目指した医療よりも、症状を抑えること、すなわちこれ以上悪くならないように「管理」することを目的にしているのです。「慢性」という専門用語に「治らない」「治せない」という医学常識があることを、私たちは知らなければなりません。これらの病気の完治を医師に強く望むことは、医療側、患者側双方にとって、あまり好ましい結果とはならないでしょう。

かつて〝成人病〟という言葉があったのをご存知でしょう。これは名称どおり、年齢とともに自然に発症する病気という認識でした。これを、一九九六年（平成八年）に厚生省（当時）の諮問機関である公衆衛生審議会成人病難病対策部会は、〝生活習慣病〟へと呼び名を変えました。

国はこの時点で、「慢性疾患」に対して明確な答を打ち出しているのです。私たちはこれを安易に見過ごしてはいけません。その名称を変更することで、「あなたの生活習慣、あなたの生き方が、慢性疾患の原因である」と断言したのです。「病気になるのは、あなたの責任である」と宣告しているのです。

「ガンになっても、病院で治してもらえる」と、過度に期待することは自由ですが、意に反して良い結果が得られない場合に、「治してくれない」と、文句や泣きごとを言ってもしようがありません。国は既に、生活習慣病は、「あなたの生活習慣、あなたの生き方が原因」といっているわけですから、それを他人に「治してもらおう」「治してもらえる」と考えること自体、私たちの認識不足でしかないということになります。病気になるのもならないのも、病気を治すのも治そうとしないのも、答はすべて、「私たち自身」にあります。

もし、みなさんがビジネス戦士であるなら、体力に任せて仕事に全力投球されていることでしょう。多少体調が悪くても、「泣きごとなど言ってはいられない」と、無理に無理を重ねてはいらっしゃいませんか。しかし心の底では、年齢とともに健康への不安が芽生えているのではないでしょうか。そんなある日、健康診断で「ガンの疑いがあります」と言われたら、あなたは一瞬に奈落の底に突き落とされてしまうでしょう。「何のために、これまで頑張って来たんだ」と、自責の念にかられるかもしれません。

かつての私も、寝る時間を惜しんで働き続けた結果、ガンを発症しました。手術、放射線治療とお決まりのコースを辿りましたが、退院後は健康を保つための様々な方法を模索しました。その中で生まれたのがこの本のテーマである「健康サイクル」です。

手術、放射線、抗ガン剤という三大治療を受けながら、毎年三〇数万人がガンで亡くなっていく現実があります。夢を持って必死で頑張ってきた多くの人たちが、バタバタと倒れていく現実に、今、ピリオドを打たなくてはなりません。

あなたの夢の実現のために、この「健康サイクル」を理解し、実際の生活に役立ててみてください。「健康」を失って「健康」に気づくよりも、毎日、自分の体と対話するような気持ちで「健康サイクル」を実践してみませんか。

そうすればきっと、あなたの体はきちんと答を返してくれますよ。

なお、本書の出版に際しまして、快くお引き受けいただきました花伝社社長の平田勝氏、気持ち良く応対いただきました編集部の佐藤恭介氏には、心より感謝いたします。また、数々の的確なアドバイスをいただきました鈴木博子氏、SGS管理栄養士の中島朋夏氏に、あらためてお礼申し上げます。

二〇一〇年五月

安部隆雄

安部隆雄（あべ・たかお）

1980年、現SGS（商工技能振興会）の前身となる人材教育会社創人教育システムを設立。その一環として国家資格である管理栄養士などの養成講座を西日本地区で展開し、講師として活躍。基礎栄養学、臨床栄養学をはじめ全科目を一人で講義する独自のスタイルは創業以来一貫しており、担当した講義科目は50におよぶ。1998年、全国に教室を広げ、2002年、同社代表取締役会長に就任。2010年5月現在、世に送り出した管理栄養士の数は6,000人を超える。
1990年、がん宣告を受け、生命の偉大さやその根幹である食の大切さを痛感。この体験から、独自の「健康サイクル」を考案し、講義、講演活動を精力的に続けている。指導歴30年、自称日本一移動距離の長い講師として、管理栄養士の受験対策講座に加え、管理栄養士のためのスキルアップゼミも開講するなど、台所に健康栄養学を普及するための人材育成に努めている。

「脱！がんサイクル」のすすめ——がんですが、元気です

2010年6月1日　初版第1刷発行

著者 ——安部隆雄
発行者 —平田　勝
発行 ——花伝社
発売 ——共栄書房
〒101-0065　東京都千代田区西神田2-7-6 川合ビル
電話　03-3263-3813
FAX　03-3239-8272
E-mail　kadensha@muf.biglobe.ne.jp
URL　http://kadensha.net
振替 ——00140-6-59661
装幀 ——中濱健治
印刷・製本—シナノ印刷株式会社

ISBN978-4-7634-0572-2 C0036